Cupping Therapy
for Muscle and Joints

拔罐治療
完全手冊

徹底消除肌肉與關節疼痛

肯尼斯·蔡——著

陳依亭——譯

晨星出版

前言

　　拔罐療法（cupping，以下簡稱拔罐）在幾十年前的北美洲是無人聞問。它不是一項主流的療法，而且當人們拔罐完後，他們會將自認為不雅觀的拔罐痕跡（以下簡稱罐痕）隱藏起來，不被他人發現。但是近幾年，拔罐的聲勢大漲，而公眾人物幾乎將罐痕作為一種時尚宣言。

　　拔罐的曝光度達到高點，是在二〇一六年里約熱內盧的奧運會時，人們在擁有二十八面奧運獎牌（其中有二十三面為金牌），也就是史上獲獎數最多的奧運選手麥可・費爾普斯（Michael Phelps）的右肩和雙腿上發現了罐痕。眾人的議論衝高了拔罐的網路聲勢，而媒體則競相探究這些神祕的「紅色痕跡」，因而讓拔罐公諸於世。拔罐是一種療養和消除疲勞或肌肉酸痛的好方法，費爾普斯公開為其這麼背書，並在Instagram（IG）上張貼接受拔罐的相片，也在受訪時談及相關內容。從那時起，越來越多運動員，包括美國奧運體操選手亞歷山大・納多爾（Alex Naddour）、獲得十二面奧運獎牌的娜塔莉・科夫林（Natalie Coughlin）和NBA全明星賽（NBA All-Star）的最有價值球員（MVP）史蒂芬・科里（Stephen Curry）都相繼接受拔罐療法，期望能因此在起跑點贏過對手。

　　拔罐風潮也席捲好萊塢（Hollywood），身帶罐痕的名流腳踏紅毯，出席各式發表會。相關知名人士包括珍妮佛・安妮斯頓（Jennifer Aniston）、葛妮絲・派特洛（Gwyneth Paltrow）、凱莉・庫柯（Kaley Cuoco）、維多莉亞・貝克漢（Victoria Beckham）和小賈斯汀（Justin Bieber）。拔罐也曾

是艾倫‧狄珍妮秀（簡稱艾倫秀）的節目主題，由女星妮可‧里奇（Nicole Richie）在該節目上分享她父親，著名歌手萊諾‧里奇（Lionel Richie）接受拔罐的相片。

因著這些運動選手和名流，拔罐變得非常時尚且廣為人所接受。拔罐還將大眾帶進傳統中醫的世界，而在中醫裡拔罐仍是止痛和處理傷口、內科疾病、婦科以及皮膚問題的一要處置方式。

在本書中，我會說明何謂拔罐、它的原理和如何用拔罐處置運動傷害、身體特定部位的疼痛和各種病症，包含消化問題、婦科問題、感染、呼吸道疾病、肌膚狀況和像壓力與失眠等心理或精神層面的狀況。本書也將涵蓋不同類型的拔罐工具（下簡稱罐具）、拔罐方法（簡稱罐法）和拔罐注意事項。

目錄 │ CONTENT

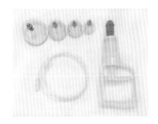

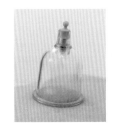

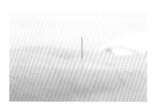

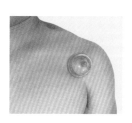

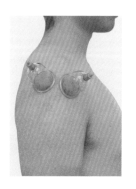

其他症狀的處置 83

CHAPTER
06

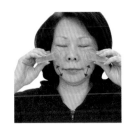

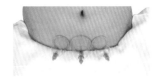

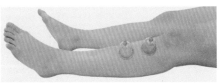

CHAPTER
01

何謂拔罐療法？

拔罐是一項已使用超過三千年的傳統中醫療法，主要是使用專門的罐具吸附在需要治療部位的皮膚上。有許多方法能製造罐具裡的真空狀態，像是加熱罐具、使用幫浦，或單靠嘴巴將空氣吸出。罐具中的吸力會將人體皮膚吸至罐內，留罐或走罐於皮膚表層上，則可促進該部位的血液循環、排除體內毒素、強身健體，並治療各式各樣的疾病，包含疼痛、發炎、感染和蟲蛇咬傷。

拔罐的歷史

　　雖然只要一講到拔罐，就會聯想到傳統中醫，但其實拔罐在世界各地都曾是一種基本的民俗療法，遍及埃及、中東、印度、古希臘和部分非洲地區。直到二十世紀早期，常規醫學（conventional medicine）興起前，拔罐仍持續於歐洲盛行。時至今日，在許多常規醫學不發達的地區，拔罐仍是普遍的療法。

　　拔罐一般被認為是由使用簡易器具的史前人類所發明，就如同以口將血液從傷處吸出一般。這是一種本能，就像手指被針或碎片刺到時，你會吸吮傷處一樣。隨著時間發展，行醫者（practitioners）逐漸改用罐具而不再用口。最初的罐具很可能是用動物的角製成，這也是為什麼拔罐一開始被稱為「角法」（horn therapy）。為產生吸力，行醫者會用嘴就著角的尖端，將空氣吸出。有些人甚至會將空南瓜殼或其他瓜類當做罐具，同樣將空氣從南瓜頂部的洞中吸出，創造吸力。再後來，行醫者改用不同材質的罐具治療，像竹、黏土或陶製等。

　　關於拔罐最早的一項紀錄，載於埃及的《埃伯斯紙草文稿》（Ebers Papyrus）裡，該書為撰於西元前一五五〇年的古醫書。內容提到用拔罐來處置幾乎所有疾病，包括發燒、疼痛、暈眩、月經失調和食慾不振，並有助加快復原速度。拔罐可能從埃及傳播至古希臘，被視作現代醫學之父的古希臘醫者希波克拉底（Hippocrates）會用以處置許多內科和器質性疾病（structral diseases）。他是其中一位最早開始提倡疾病並非由超自然力量引起，而是因

為惡劣天候、地理環境、不良飲食習慣、過勞和情緒等自然因素所導致的醫者。此時期的古希臘屬青銅時代（Bronze Age），故罐具乃由青銅製成。在這段時期，拔罐在希臘比在中國更為盛行。

在中東，許多不同國家利用拔罐來處置發炎症狀，拔罐在阿拉伯語中被稱為「hejama」或「hijama」，意思是「回復到原尺寸」或「使體積縮小」。創立伊斯蘭教的穆罕默德（Muhammad）就是拔罐的擁護者，甚至在自己的著作中提到關於處置與疼痛有關的各式疾病時，其所對應的拔罐位置。其他伊斯蘭教的醫學文本也闡述了進行拔罐的最佳時機，拔罐前後應該吃或避免吃的食物，以及如何診斷罐痕。此外，伊朗的傳統醫學則使用拔罐來消除疤痕，並相信它能淨化體內臟器。

在中國，最先提到拔罐的文獻則有以下：

• 中國找到最早關於拔罐的紀錄是在漢朝（西元前二〇六年～西元二二〇年）一座陵墓裡，一本叫做《帛書》的書中。

• 第一項有關罐法的紀錄是在《肘後方》一書裡，寫於西元二八〇年前後。

• 對於治療特定病症的最早描述，則是在西元七五五年的《外臺秘要》一書中，討論運用拔罐治療結核病（tuberculosis）。

• 而用獸角做為罐具，以排乾皮膚膿疱，首次記錄在葛洪（西元二八一年～三四一年）的《肘後備急方》裡。

• 清朝時期（西元一六四四年～一九一一年），趙學敏撰寫了《本草綱目拾遺》一書，提到「火罐氣」，亦即用火創造拔罐需要的吸力，並用竹、陶或玻璃罐具取代獸角。此外，他也寫出不同罐法的歷史與起源、各樣罐具的形狀，以及其個別功能與應用。

及至一九五〇年代，中國和俄羅斯的行醫者花費大量心力研究拔罐，而拔罐也成為全中國各醫院的一種療法。

拔罐在十九世紀到二十世紀的早期歐洲，是很普遍的理療方式。倫敦的皇家馬斯登癌症中心（Royal Marsden Hospital）裡有設有專門的拔罐師（cuppers），他們往往也同時具備醫學博士或外科醫師身分。著名的英國作家喬治・歐威爾（George Orwell），在一九四六年寫下〈窮人的死法〉（How the Poor Die）一文，描述巴黎一間醫院進行拔罐療法的過程。他寫道：

> 首先醫生從他的黑色包包中取出一打如同葡萄酒杯的小玻璃杯，然後學生們在各個杯中燃起火柴以消耗氧氣，接著將杯子扣在患者的背或胸上，杯內的真空會將皮膚搜起，成為一顆巨大的黃色水泡。過了一會兒我才意識到他們在對患者做的事情。那是一種叫拔罐的方法，是能在年代久遠的醫學課本中找到的療方⋯⋯

一八八〇年代起，拔罐逐漸退出西方世界的舞台，原因是人們缺乏對於其運作機制的認識，而非拔罐不具實際療效。然而幾十年過去，拔罐漸漸捲土重來，也被傳統中醫、針灸師、推拿師、物理治療師、脊椎矯正師和部分醫師採用，作為一種治療的方法。雖然拔罐療法沒有相關的監管單位，但若各健康照護領域的執業者接受額外訓練，就可能有機會將拔罐納入該領域的實務工作內，成為一種可供選擇的附帶服務[1]。

---

1 編注：我國的民俗調理現由衛生福利部中醫藥司所管轄，須由合格機構及其人員施行。

拔罐的運作原理

　　拔罐被認為可增加血液循環、緩解疼痛、祛除體內毒素，和活化免疫系統。它的原理其實是罐具中的吸力產生負壓，使罐具範圍內的軟組織被吸至罐中；而被吸進罐內的組織血液濃度較周圍組織低，為恢復平衡，血液會湧入該區域的組織中。

促進血液循環

　　當血液被吸進罐內組織中時，會增加該處的血液循環。增加的血液循環會往下延伸至肌肉層，幫助該處的細胞更快地修復。此外，在傷口癒合期間，亦會促進肉芽和血管新生，形成新的結締組織和血管。這可以幫助軟組織傷處復原、紓解肌肉緊繃，並達到止痛效果。拔罐可導引更多血液到該處，而實際上它是讓該處的微血管擴張到極致，最終破裂，產生拔罐治療後標準的罐痕瘀血。而讓微血管破裂導致流血的作法，與自己血清療法（autohemotherapy）—— 一種將自體血液抽出再注回體內的療法雷同。拔罐據信可以模擬免疫系統、對抗疾病，並具有幫助復原的特性。

緩解疼痛

　　拔罐對幫助緩解疼痛的功效眾所皆知，這可能是因為拔罐會提高患處的疼痛閾值。另一個認為拔罐可以減少疼痛的理論，是抗刺激性理論（counter-irritation theory），說明因拔罐處造成的不適和疼痛會減輕原患處的痛感。另外，拔罐也被證實可活化穴道，針灸則被公認可幫助緩解疼痛。首先，針灸可以活化肌肉中較細微的神經，這些神經會傳遞脈衝至脊髓，讓脊髓釋放出神經傳導介質，阻止痛感訊息送達大腦。針灸也可以啟動像嗎啡一樣的腦內啡（endorphins）、血清素（serotonin）和皮質醇（cortisol），這些都有助於緩解疼痛。

　　拔罐與針灸極為相似，可以刺激特定的神經纖維，像是減少疼痛輸入

的機械式感應（mechanosensitive）A類beta神經纖維，和抑制疼痛的C類與A類delta神經纖維。拔罐也可以藉由放鬆肌肉或筋膜（連結皮膚與肌肉的結締組織）的沾黏，來緩解疼痛。將筋膜從肌肉上剝離，有助於減少肌肉緊繃和紓緩肌群。拔罐另一種幫助緩解疼痛的方式，是增加該處皮膚和肌肉的血流量，並同時排出廢物，例如從肌肉中清除乳酸。乳酸堆積會導致肌肉酸痛。

排除毒素

拔罐被證實可以排除患處的髒血。髒血可能含有引起發炎的化學物質、壞死細胞、血塊、疤痕組織，或其他會引起疼痛和阻礙傷處癒合的物質。加速該處血液循環，可讓卡在軟組織層（soft tissue layers）的毒素浮到皮膚下方的體表處。白血球傾向在體表處聚集和巡視，所以當毒素浮至表層時，它們就能迅速肅清毒素。

拔罐也有藉由引起局部發炎以提升免疫系統的能力。造成發炎的化學物質會吸引白血球到該處，並活化補體系統（complement system）。此系統屬於免疫系統的一部分，能強化抗體和白血球功能，殺死微生物，並清除受損細胞。拔罐還可以增加腫瘤壞死因子（tumor necrosis factor, TNF）和干擾素的水平，這兩者是信號蛋白（signaling proteins），可幫助抵抗體內的病原體和異常細胞。

最後，拔罐可以增加淋巴流量。淋巴系統是免疫系統的一部分，幫助人體清除毒素、廢物和其他有害物質，並協助白血球在體內循環。

拔罐、傳統中醫和現代應用

根據傳統中醫的說法，拔罐能促進氣血運行。中文的氣，就字面上來看是「呼吸」、「空氣」或「氣體」之義，然而它也代表「能量」或「生命力」。在漢學裡，世上所有事物都由氣組成，有形無形皆然。當氣聚集，物質即生。基於愛因斯坦著名的公式 $E=mc^2$ 的現代物理和相對論（theory of relativity），同樣說明了物質是由能量組成。

在人體裡，所有新陳代謝的功能都需要氣。現代醫學中，腺苷三磷酸（adenosine triphosphate, ATP）是負責提供體內所有新陳代謝功能需要的能量分子。而在傳統中醫裡，如果氣和血皆暢行無阻、來去自如，就不會有病痛。然而，如果氣和血的流動被減緩或是阻塞，那麼疾病……特別是疼痛，就會產生。

根據現代醫學看法，氣滯血瘀的影響等同於自戕。受傷會導致出血，為了止血，血小板（platelets）和凝血因子（blood-clotting factors）會產生血栓（blood clot），以避免更多的出血，並製造疤痕組織以修補傷口。血栓和疤痕組織因阻礙了血液的流動，所以常會導致疼痛。拔罐用來處置疼痛非常有效，因為它可以帶動氣血運行，吸力會將氣血從周遭區域吸到患處。另外，如果使用的是「走罐法」（Moving Cupping），一項將罐具遊走在患處四周的罐法，就可以擴大施行範圍，帶動更多氣血。

傳統中醫認為拔罐可消除病原體，包含外感六淫（six external pathogens）—— 風邪、寒邪、火邪、濕邪、燥邪和暑邪（Wind, Cold, Heat, Dampness, Dryness, and Summer-Heat），這些病原體會從外在環境侵入人體。最主要的病原體是風邪，因為它能從肌膚的毛孔滲入，並將其他病原體帶入人體內。當病原體活躍時，會導致與現代醫學中，遭受病毒或細菌感染時類似的症狀。

我們可以用拔罐將風邪從皮膚和毛孔中吸出，同時帶離其他病原體。拔罐的吸力可將淋巴液、新鮮血液和白血球引流至患處，有助於消滅病毒或細菌。走罐法可以推動淋巴液通過淋巴結來刺激淋巴系統，將病毒或細菌排出體外。

外感六淫也可能因我們居住地的天氣、氣候和地理環境而引起。一個常見的例子，是潮溼的天氣導致關節炎患者的關節疼痛。天氣寒冷時，肌肉會收縮並痙攣，導致疼痛。拔罐有助排除濕邪或寒邪，以緩解疼痛。

拔罐據稱能將衛氣（Defensive Qi）帶到患處。衛氣是體內氣的一種特殊型態，可以對抗病原體，類似現代醫學的白血球。衛氣位於肌膚表層，以

保護身體抵禦嘗試從體外侵入的病原體。而現代醫學則發現白血球常在皮膚下方循環，巡視有無病毒和細菌進犯。所以當拔罐療法將病原體吸往皮膚表層時，就是把病毒或細菌帶到白血球的攻擊範圍內。此外，經常在受傷後產生，並導致疼痛的疤痕組織或沾黏，也由白血球負責分解。

拔罐也有助於調節臟腑機能。若某個臟器較為衰弱，在其周圍進行溫和的拔罐，有助新鮮血液流入，為臟器帶來養分，增進機能。而有時攻擊該器官的病原體會阻礙該臟腑的機能，拔罐可移除體內病原體，恢復臟器功能。

CHAPTER
02

罐具介紹

市面上可找到許多不同的罐具，每種的材質、使用技法、應用病症和優缺點都各不相同。我將在本章介紹罐具的種類，以及其使用方法、時機和各自的優缺點。

塑膠真空抽氣罐

　　塑膠真空罐是由透明的塑膠製成，頂部有一個閥。此種罐具通常會附帶橡膠管和手動幫浦。使用方式是將橡膠管的一端插入罐具頂閥中，另一端

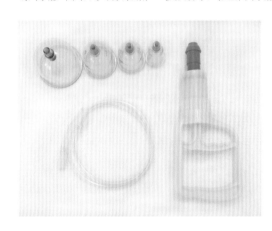

接在手動幫浦上，拉起手動幫浦將空氣從罐具中吸出。操作幫浦越多次，吸力就越強。一般來說，拉動半下幫浦的效果是輕度吸力、拉滿一次幫浦是中等吸力，而兩下幫浦則達強力。

　　此類罐具的手動幫浦能輕鬆掌控吸力力度，最易上手。長橡膠管可用來自行拔罐，尤其是不易觸及的部位。塑膠真空抽氣罐的用途多元，且可使用於除了走罐法之外的所有罐法，某些狀況下也可用於刺絡拔罐法（Bleeding Cupping）。走罐不適用的原因，是因為塑膠罐具邊緣十分銳利，滑過皮膚時必定會造成疼痛，所以不適合。

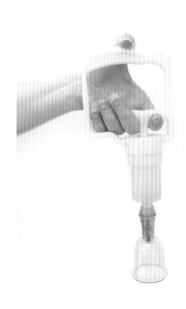

　　塑膠真空罐不能用來進行刺絡拔罐法，因為血水可能跑到塑膠罐具的頂閥中，導致消毒不完全。然而若罐具僅限個人使用，或每個人

各自擁有自己的罐具，則用於刺絡拔罐法也無妨。此類罐具的清潔方式為使用溫肥皂水洗滌，並浸泡在稀釋後的漂白水中。

磁療罐

　　磁療罐是塑膠真空罐的一種，中央有個小磁鐵。這類型的罐具，磁鐵部分大多是可以增加或移除的。磁療罐主要用在穴道上，因為磁鐵可活化穴道。它們與塑膠真空罐的使用方式一樣，同樣具有橡膠管和手動幫浦。金屬頂端的作用是避免磁療罐在皮膚上滑動，但它可能刮傷皮膚，所以不能用來施行走罐法。此外，這種罐具的用意是留罐在肌膚上以活化穴道，故也不適合用於閃罐法（Flash Cupping）。磁療罐通常不在施行刺絡拔罐法時使用，因為這樣就得常常清洗磁鐵。留針拔罐法（Needle Cupping）或溫罐法（Moxibustion Cupping）也不適合，因為磁鐵尖端會干擾針或灸的操作。此類罐具的清潔方式為使用溫肥皂水洗滌，並浸泡在稀釋後的漂白水內。

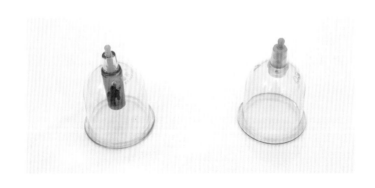

手擰式拔罐器

　　手擰式拔罐器是另一種塑膠真空罐，但不需要閥或手動幫浦，取而代之的是一個旋轉齒輪，可擴大罐具中吸起皮膚的真空空間。使用方法是先確定齒輪在最低位置，再把罐具放上欲拔罐處，然後轉動齒輪製造吸力，將皮膚吸至罐具中。這種罐具操作簡易，且可用旋轉方式調整最恰當的吸力強度，但若自己施行時，就不像塑膠真空罐或矽膠罐一樣順手，因為手擰式拔罐器需要雙手操作（用單手轉齒輪較為困難）。由於扣罐在患處的時間過長，故此種罐具不適合施行閃罐法。它也不能用於刺絡拔罐法，因為清潔不易，萬一血水滲進齒輪處更是如此。留針拔罐法或溫罐法也都不行，因為齒輪會阻礙針或灸，灸也可能燒壞齒輪。此類罐具的清潔方式為使用溫肥皂水洗滌，並浸泡在稀釋後的漂白水內。

矽膠罐

　　這種罐具係由不透明的矽膠材質製成，彈性十足且能輕易地彎折和擠壓。使用方法為置罐於患處，並向下緊壓罐具，將空氣排出；手鬆開時，罐具內即產生吸力。調整下壓力道，就能輕鬆控制吸力強度，壓越緊，吸力越強，但吸力仍不如其他種類的罐具。矽膠罐很適合為自己拔罐時使用，但對身體柔軟度較差的人來說，若要在背部等不易觸及的部位拔罐時，使用塑膠真空罐會比較輕鬆。矽膠罐不適合刺絡拔罐法，因為罐具需要使用酒精來消毒，而酒精會破壞矽膠材質。溫肥皂水雖可用來清潔罐具，但無法徹底消毒。另外，矽膠罐也不能在留針拔罐法或溫罐法時使用，因為必須向下緊壓罐具以產生吸力，這麼做會阻礙到針或灸。

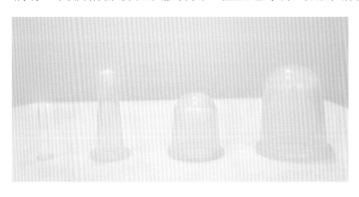

玻璃罐　注意：除非受過正式訓練，否則不可自行施用。

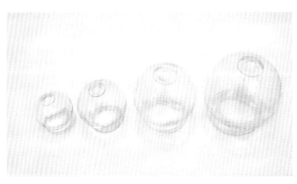

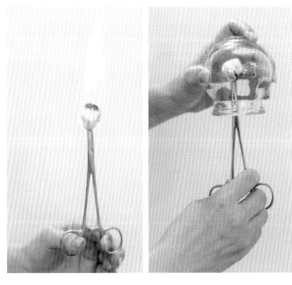

一般人講到拔罐，最常想到的便是玻璃罐具。就算塑膠罐具逐漸興起，玻璃罐具還是傳統中醫最常使用的罐具種類。使用玻璃罐具時，先將棉球浸入九十五度或九十九度的酒精中，接著用鉗子夾住蘸滿酒精的棉球，並用打火機或火柴點燃。再將燃燒中的棉球伸入玻璃罐具中約半秒後抽出，快速地將罐具蓋上患處。過程必須迅速，否則空氣就會回流至罐內，無法保持真空。

這項罐法需要受過訓練與練習，如果操作不慎，可能會因為過程中需用火而造成危害，所以只有符合資格者才能施行。火棉球停留在罐具中越久，吸力就越強；但也可透過調整酒精的濃度來控制吸力，例如七十度酒精燃起的火焰較弱，吸力也相對較弱。

玻璃罐具是能產生最強吸力，但也最危險的罐具類型。若吸力過強，可能會導致皮膚起泡。此外，玻璃罐也是用途最廣的罐具 —— 除了藥罐法（Herbal Cupping）之外的罐法都可以使用。它們也是最容易徹底清潔，且可以使用酒精、漂白水、開水或是高壓蒸氣滅菌器等方式消毒的罐具。

竹罐　　注意：除非受過正式訓練，否則不可自行施用。

此類罐具利用竹子做成，較為傳統，現代也較少為人所用。然而，仍有某些專業人員可能會使用這類罐具。跟玻璃罐具一樣，竹罐的吸力是利用浸滿酒精的棉球，點燃後伸入罐具內所產生，吸力也不相上下。另一種更為傳統的作法，是點燃一張小紙片後，將紙片放入罐具內再蓋到皮膚上。但因為火焰可能燒到患者，所以這項方法較為危險，很少使用。

竹罐是最難操作的罐具，因為罐身不透明，無法判斷吸力強弱，可能造成嚴重傷害，因為若吸力過強，又留罐過久，皮膚就可能起泡，不但造成病人疼痛，還可能因此感染並留下疤痕。

竹罐是唯一能搭配藥罐法施行的罐具，因為竹子有可吸收草藥的孔隙，留罐時，草藥可以從罐內滲入皮膚和人體內。竹罐用途較玻璃罐少，不能用於刺絡拔罐法，因為竹罐有孔隙，會讓血液滲入，且無法徹底消毒。與玻璃罐一樣，在為自己拔罐時，除非是施行在身體較容易接觸到的部位，否則它們也不易操作。

CHAPTER
03

拔罐方法

罐法有許多種，而每種都有對應的應用和目的。有些種類的罐具可搭配某些罐法施行，但對其他罐法則無法。

弱罐法

　　所有罐具都可用來施行弱罐法。弱罐法的吸力十分溫和，皮膚幾乎不會被吸起。施行過後，皮膚上會留有淺粉紅色的圓印，但應不會留下任何因罐具造成的嚴重瘀血或痕跡。若有痕跡殘留，幾分鐘、幾小時，或至多一至兩天後就會消失。

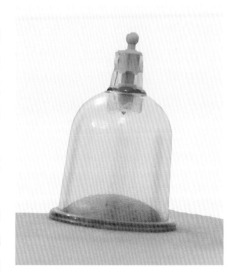

　　這個罐法能為體弱者帶來強身健體的功效，但不代表體內毒素或疤痕組織已被清除。此外，弱罐法也可為虛弱的器官帶來更多的養分和血流，增進其機能及狀態。

　　這個罐法適合為幼童、長者和虛弱或久病的患者操作。施行一般的拔罐後，強大的吸力通常會讓體內精力流失，反而需要更多的能量和養分來自我修復；但弱罐法的功效卻是刺激身體，調節血液和精氣，把養分帶到患處。

　　若使用塑膠真空罐和磁療罐，只需排氣一次，或至少半次，只要達到能留罐的程度即可。使用手撐式拔罐器時，扭到罐具有輕微吸力，足以吸附在身體上。使用矽膠罐時則輕輕地向下壓，強度約到可以吸於皮膚的程度即可。若使用玻璃罐和竹罐，只要半秒的閃火法就可以扣上身體，或可使用較低濃度的酒精，以產生較弱的吸力。此外，也可以較慢的速度蓋上患處，就能讓更多空氣回到罐內。若吸力過強，可以用一隻指頭輕輕地將罐具旁的皮膚壓下，再慢慢地抬起罐具一角，讓空氣回到罐內，減少吸力，此方法適用於所有罐具。留罐二十至三十分鐘，期間每十分鐘就要確認一次罐具內部，以免起水泡。

中罐法

　　中罐法的吸力強度介於弱罐法和強罐法之間。它的吸力比弱罐法還強，會有較多的皮膚被吸至罐中，造成顏色較深，可能是暗紅色或甚至淺紫色的罐痕。中罐法是最常被使用的罐法，因為幾乎所有病症都適用，施行效果包含去除病原體、止痛、保健養身，並增進臟腑機能。而它也可以為體虛的患者施行——減少罐具數量，或留罐時間較短，就能降低對身體的耗弱。因為吸力較強，與弱罐法相比，更

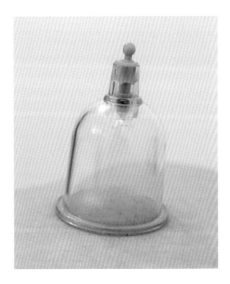

能有效緩解疼痛，比起強罐法又不那麼激烈，所以比較安全。中罐法通常不會使用在臉部，因為可能留下瘀痕。

　　當使用塑膠真空罐和磁療罐時，完全排氣一次；使用手撐式拔罐器時，扭轉三到四次；使用矽膠罐時，將罐具下壓至約一半處，以創造中度吸力。玻璃罐和竹罐，在扣上皮膚前僅需使用閃火法一秒，或利用九十五到九十九度的酒精製造中度吸力。若吸力過強，可以用一隻指頭輕輕地將罐具旁的皮膚壓下，再慢慢地抬起罐具一角，讓空氣回到罐內，減少吸力，此方法適用於所有罐具。留罐十五至二十分鐘，期間每十分鐘就要確認一次罐具內部，以免皮膚起水泡。

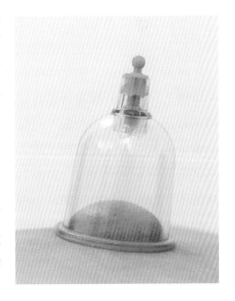

強罐法

　　所有罐具都可以執行強罐法。操作時，皮膚會牢牢地被吸進罐具深處，並立刻變紅。罐具可能留下深紅色或深紫色的

瘀痕，需要幾天或幾週的時間才會化開。這種罐法的目的在於祛除毒素或疤痕組織，對身體來說負擔較重，並需要時間來自我修復和去除積累的毒素。這項罐法適用於急性的疼痛或傷處、發生在小範圍的刺痛，以及中度到重度的疼痛。兒童、老人或身體虛弱、久病者，不宜施行此罐法，因為它會過度耗損，給身體增加負擔。當使用塑膠真空罐和磁療罐時，排氣兩到三次，確保皮膚被吸入罐內約一吋高。使用手撐式拔罐器時，旋轉三到五次，直到皮膚被吸入罐內約一吋。使用矽膠罐時，則全力下壓，以產生強大的吸力。若是玻璃罐和竹罐，則用約一秒的閃火法，罐具必須快速地從火源移開，扣上皮膚，以確保最少量的空氣回流到罐內，保持強度吸力。若吸力不夠，可以先取下罐具後再重新操作。留罐十到十五分鐘。

> 注意事項：若吸力過強，可能會使皮膚起泡。若罐具扣上皮膚時的吸力太強，用一隻指頭輕輕地將罐具旁的皮膚壓下，再慢慢地抬起罐具一角，讓空氣回到罐內，減少壓力。
> 施行過程中，須確保罐內的皮膚不至於變得太紫或起泡。若真的起泡了，立刻取下罐具，用肥皂和溫水清洗雙手，並依照第四章有關副作用的指示操作。

走罐法

走罐法，即指滑動已吸附在皮膚上的罐具。一次使用一個罐具，並預先在皮膚上抹油以利罐具移動。走罐法可單獨使用，或搭配弱、中或強罐法。通常最適合搭配走罐法的，是中等程度的吸力。吸力若太弱，開始走罐時容易脫落；反之，吸力太強，罐具就無法移動，或可能使被拔罐者感到非常不適。為求走罐順暢，可將罐具前進方向的一角略微提起，但不致讓空氣跑入罐具中。走罐須沿著經絡或肌肉纖維走向，盡量避開骨骼處，否則會造成被拔罐者的疼痛或不適，罐具也容易脫落。

走罐法通常不會留下罐痕，但可能會產生紫癜（ecchymosis），一種在

表皮下方出現紅或紫色點狀或斑點的症狀。施行方法是在相同範圍內走罐二至三分鐘，或直到該區域佈滿紫瘀。

走罐法有助於放鬆筋膜，對於治療疼痛特別有效。筋膜可能會收縮，導致肌肉緊繃和疼痛，沾黏或扭結同樣會導致疼痛的情況。走罐法也很適合用來行氣活血。走罐的同時，下壓罐具為患處做按摩，對於行氣活血更有效，也能讓被拔罐者感覺如同接受按摩一般。走罐的速度根據患者狀況而定。若患者較健壯，或有急性疼痛，走罐速度較快、施力較強，可分散更多的痛感。若患者的疼痛不甚劇烈，大概是隱隱的或輕微程度的疼痛，那麼就可以放緩速度減緩力道。體虛的人不可施用強力的走罐法，因為走罐法會帶動過多的氣血，耗弱人體。然而中等程度的走罐法可以健體養身，並促進臟腑機能，幫助體虛的患者。

幾乎所有罐具種類都適用走罐法，但以玻璃或矽膠罐最為順暢。塑膠罐的邊緣較利，不易滑動。

閃罐法

閃罐法可用塑膠罐、矽膠罐、玻璃罐和竹罐來執行。若使用的是玻璃罐或竹罐，需要先進行專門的訓練。使用玻璃罐時，須留意罐具會逐漸變熱。通常每個區域可重複施行二到五分鐘。迅速取下罐具，即不會對被拔罐者造成嚴重的瘀血，只會變紅或產生一些紫瘀。這項罐法的主要用途是袪除體內的毒素，以及止痛。閃罐法適用於所有疼痛類型，特別是由於寒濕天氣，或任何天氣的轉變所導致的疼痛；也適合用來處置感冒或其他感染，因為閃罐法可將病原體從毛孔中吸出。

這項罐法也能促進血液循環，有助傷口復原並排出體內廢物。它能使氣血運行至該處，緩解因氣血阻塞造成的疼痛。溫和的閃罐法也可強身健體，因為它能將新鮮血液和養分送至臟腑，幫助改善器官機能。

若拔罐時使用的是點燃的棉球，罐具會越來越熱。必須在變得過燙前更換新的罐具，以免燙傷被拔罐者。另外，罐具的溫度越高，吸力也會變弱。

刺絡拔罐法

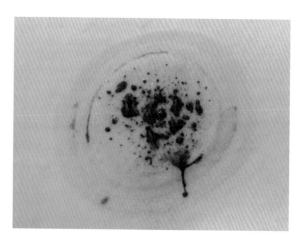

此法如其名，又稱血罐法，刺絡拔罐法可吸出患處的汙血。首先用七十度的酒精擦拭患處，待其乾燥後，用刺血針（lancet）刺扎皮膚數下，再扣上罐具。罐內的真空會將血液從皮膚破口中吸出。留罐約十分鐘，取下罐具前，先戴上乳膠或橡膠手套，避免感染以血液傳播的病原體。另外，準備一些棉球或紗布，在取下罐具後在患處加壓，因為若不覆上，血液可能會湧出。將皮膚上的血液拭去，用七十度的酒精清潔，並以新的消毒紗布包紮該處。使用這項罐法後不會產生太多瘀痕，因為拔罐時血液會滲出而不是匯集在表皮下方。但還是可能會有輕微或中度的泛紅或青紫的瘀痕。

刺絡拔罐法對於疼痛的處置很有效，尤其是創傷、慢性或復發的疼痛或是劇痛，出血有助排出人體在修復傷口時阻塞或淤積的血栓。由於白血球會將之分解，血栓最終會消失，但過程中常因血栓太大而導致患處沾黏，這些沾黏和淤血會產生疼痛。放血有助袪除淤血，並為該處活血，同時幫助白血球分解沾黏處。體內發炎時，細胞分泌的炎性化學物質會吸引白血球到發炎處，而該炎性化學物質會導致疼痛、泛紅和腫脹，亦適合用刺絡拔罐法處置。藉由出血，可以排出炎性化學物質和因為發炎產生的熱。此外使用刺絡拔罐法也是快速退燒的好方法，因為發燒症狀也是由炎性化學物質所導致。

此種罐法可以降低血壓，所以可用來處置高血壓。在施行刺絡拔罐法後的十分鐘左右，血壓會降低二十到三十毫米汞柱，視放出的血量而定。所以若病人有低血壓病史，就需要特別留意暈厥的副作用。

使用刺絡拔罐法時，因為會刺穿用於抵禦的表皮，以利放血，感染的風險將會提高，所以在放血前後都要特別注意為該處消毒，避免感染，尤其是施罐者或被拔罐者屬於免疫力低下或容易生病、感染的族群時，更應注意。

不可對有出血性疾病、凝血功能異常，或是正在服用血液稀釋劑（blood thinners）、抗凝血藥的病人施行刺絡拔罐法。出血也可能使人體耗弱，所以體虛的人可能不適合。有些人可能會在看到血時昏倒，所以為這樣的病人施行時，請避免會讓他們昏倒的情境。

　　通常只有玻璃罐適合用來施行刺絡拔罐法，因為若要給多位病人使用，它是唯一一種可以被徹底清潔乾淨，且不會讓罐具受損的材質。施行刺絡拔罐法後，若要清潔罐具，可先用紗布、衛生紙或棉球將血液拭去，再用熱水沖洗；接著用七十度的酒精擦拭罐具，再用溫肥皂水洗淨罐具。最後將罐具浸泡在稀釋後的漂白水中一晚，並再次用熱水沖洗。酒精、熱水或漂白水可能會傷到塑膠或矽膠罐具，所以通常不會用這種罐具施行刺絡拔罐法。但若罐具不會與他人共用，就可以使用塑膠真空罐、手擠式拔罐器或矽膠罐，而且可以只用溫肥皂水來清潔和沖洗。竹罐不適合用於刺絡拔罐法，因為它們的孔隙會吸收血液，而且不可能徹底清潔。

留針拔罐法　　注意：除非受過正式針灸培訓，否則不可自行施用。

　　留針拔罐法，簡稱針罐法，可視為是加上針灸療法的弱罐或中罐法。使用這項罐法，除了要知道如何行針，還必須具備穴位知識。首先將針灸針刺入穴位，再將罐具罩住針灸針。通常只有輕度或中度吸力可以與此罐法搭配使用，因為吸力過強，就有可能把針從體內吸出。相對地，也可能發生吸力強到使針撞到罐具頂部的情況，其所可能產生的危險，是導致針灸針過度深入體內。留罐約十五到二十分鐘，讓針灸發揮功效。此罐法產生的瘀痕，與弱罐法或中罐法大致相同。

　　針罐法旨在帶動氣血運行至穴位範圍，以提升針灸療效。此罐法對於治療一般

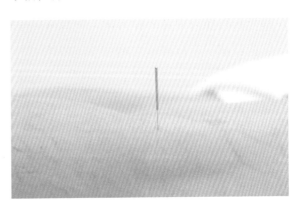

感冒、流感或其他傳染病來說很有效，因為拔罐可把病原吸至表皮，而針灸有助於人體將之祛除。針罐法也能用來處置疼痛，因為針灸和拔罐都能增進血液循環並止痛，所以能創造綜效。針罐法和針灸相輔相成，共同調節臟腑機能。

這項罐法較不常用，因為同時使用針灸和拔罐，相較於個別使用，將增加患者昏厥的可能性，所以務必確保病人在施行針罐法前，已稍作進食。針罐法也增加了穴位出血或淤血的風險，因為會有更多的血液被吸至該處。若穴位出血，起針後可利用棉球或棉棒止血。

確保罐具的高度能與針具搭配，避免罐頂觸及針頂。磁療罐、手撐式拔罐器和矽膠罐會阻礙下針，所以不能用於此罐法。

溫罐法　　注意：除非受過正式灸法訓練，否則不可施行。

溫罐法（或稱艾灸拔罐法）是結合灸法的弱罐或中罐法。灸法是中醫的一種療法，利用乾燥艾草（mugwort，或稱 artemisia）做成的艾絨（moxa）直接或間接置於皮膚上燃燒。施行本罐法前，須受灸法訓練，因為未經訓練即有可能燒傷被拔罐者的皮膚。

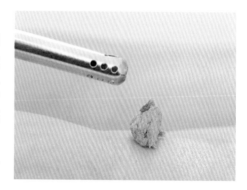

施行此罐法時，先將錐狀艾絨放到欲拔罐的區域後點燃。當艾絨點著後，用罐具罩住。使用輕度或中度吸力；吸力過強可能導致錐狀艾絨掉落或傾倒，造成燙傷。強大吸力也會降低罐具內的含氧量，讓艾絨熄滅。留罐約五分鐘，或直到該處熱度已達被

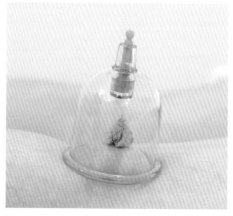

拔罐者無法忍受的程度為止。一次只能操作一個罐具，因為需要特別留意艾絨燃燒的情況，若艾絨變得太熱，就得迅速反應，起罐並滅火。滅火方式是將手指用水沾濕後，捻熄艾絨火焰。若同時操作超過一組的艾絨和罐具，可能無法隨時掌握每組的狀況，或判斷燙傷患者的是哪一組罐具；太慢將艾絨熄滅可能導致燙傷。若被拔罐者不幸被燙傷，用冷水沖洗燙傷區域後，塗上燙傷藥膏。若產生水泡，其處置則請見第四章副作用的說明。

艾絨是中醫用來處置多種疼痛的療法。艾草對於氣血運行及疼痛緩解相當有效，對於體表發冷，寒冷時較為不適，而溫暖時較為舒緩的疼痛類型特別有幫助，因為艾絨燃燒的時候會帶來熱。除了幫助氣血運行之外，溫灸也會帶來擴張該區域血管，增進血液循環的效果。艾絨也很適合祛除特定種類的急性感染，尤其是會讓人發冷的那種。它可以健體養身，並有助調節臟腑機能。事實上，艾灸是針灸療法中，一種補身的主要方式，所以很適合體虛的人使用。

本罐法搭配玻璃罐施行最為適合，因為玻璃不會燃燒，而且可以直接看到艾絨燃燒的程度，避免皮膚燒傷。也可以使用竹罐，但它無法透視內部，所以燙傷的機會較高。雖然塑膠罐具是透明的，但若艾絨太靠近罐具，就可能使其熔化。然若使用的塑膠罐具較大，則或許也可以試試施行溫罐法。矽膠罐、磁療罐和手捽式拔罐器會妨礙錐狀艾絨，所以不適合用來施行溫罐法。

藥罐法　　注意：除非受過藥草和竹罐使用的訓練，否則不可自行施用。

藥罐法是在開始拔罐前將竹罐浸泡在熱藥草湯劑中。竹罐的孔隙會吸收藥草湯劑，而留罐時皮膚會吸收其中的活性成分。藥草湯劑可因病況不同作出調整，若病人有疼痛症狀，使用能緩解疼痛的藥草；若病人受感染，使用能殺死病原體的藥草；若病人體虛待滋補，選擇能增進臟腑機能的藥草。藥草能提升拔罐的效果，吸力須依病人狀況調整，留罐約二十分鐘，讓人體吸收藥草湯劑。瘀痕會因吸力的強弱而有所不同。施行前務必先受過竹罐的正

式訓練，因為竹罐是操作最為不易的罐具，且若吸力力道過強，可能導致最多的副作用。

水罐法

水罐法是在下罐前，於罐具中加入一盎司的水。此罐法須反覆練習，將罐具快速扣至皮膚上，以免水溢出，再以弱、中或強吸力施行。留罐十五至二十分鐘，起罐時備妥乾毛巾，因為水會從取下的罐具中流出。最好只抬起罐具的一角，再於同一側覆上毛巾以吸盡全部的液體。水罐法的瘀痕通常很輕微，只是略微泛紅。

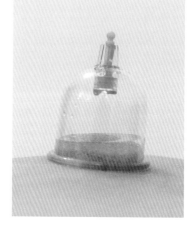

水罐法是一種能讓人體迅速冷卻的方法，適合處置能以降溫紓緩的疼痛，比如紅、腫且摸起來感覺熱的炎性疼痛。此法也適合用來快速退燒，因為水能冷卻人體。此外，體內火氣大的病人也可以此法處置。火氣大的症狀包含一直感到熱、喜喝冰水，並常排出大量有異味或較油的汗液。不要對有寒性症狀的病人使用此罐法，因為會加重他們的症狀。燥性患者也適用水罐法，其症狀包含皮膚、喉嚨、髮質乾燥還有便秘。水可以被皮膚吸收，有助於身體的補水。

CHAPTER
04

安全須知

拔罐一般來說很安全，少有副作用。根據發表在《中醫雜誌》（*Journal Of Traditional Chinese Medical Sciences*）上，五百五十則有關拔罐的臨床研究中指出，僅有一例出現不良反應。雖然這些臨床的研究案例都是由受過培訓的專家施罐，但除了使用玻璃罐或竹罐，或施行前一章所提及的，一些更專門的技巧之外，拔罐對從未受過訓練的人而言，仍算是易於入門。許多文化視拔罐是一種居家療方，代代相傳。而隨著容易上手的塑膠和矽膠罐具問世，拔罐變得更加普及。

副作用

拔罐最常見的副作用，就是罐具造成的罐痕。然而，這就是拔罐所希望達到的效果，因為這代表毒素被拔除，所以不見得就應被認定是種副作用。罐痕可能轉紅或甚至紫，但只要不是深紫色或黑色就沒關係，因為深紫色或黑色代表留罐時間過長或吸力過強。為了避免這種狀況，絕不可留罐超過二十分鐘，並且每五分鐘就要檢查一次，避免發生因為瘀傷嚴重，而需要提早起罐的狀況。就像一般的瘀青，罐痕也會酸或痛，皆屬正常情形。

若留罐過久或吸力過強，就可能產生水泡。一旦起水泡，就須立即起罐。如果水泡很大，以七十度酒精消毒水泡和周邊，用七十度酒精、沸水或打火機消毒縫衣針後，在水泡上戳幾個洞，並使用無菌紗布按壓水泡並吸乾體液。再次消毒水泡，用新的無菌紗布將其包紮後立即就醫。若是小型水泡，會隨時間過去，由人體所吸收。

拔罐也可能導致暈厥。拔罐能放鬆人體，降低血壓，但若血壓過低，病人就可能暈厥。暈厥的前兆包含噁心、冒冷汗、輕微頭痛、暈眩、四肢發冷或感到寒冷。若在拔罐過程中察覺到暈厥的跡象，請立刻起罐，躺平並抬高雙腿，蓋上毛毯並飲用溫熱的開水。攝取一些含糖的食物也有幫助，像是水果糖等。為避免此狀況發生，在拔罐前請先吃點簡單的東西，但也須避免吃得太多。若已經感覺疲累或無力，請勿接受拔罐。若是身體非常虛弱的病人，則不應施以強罐法，因為暈厥的可能性較大。若對拔罐感到非常不安的

人，也可能較容易昏倒，所以請確保病人在接受拔罐前心情平穩。

　　拔罐時，不應感到疼痛。有時候疼痛代表肌肉十分緊繃，或該處本來就很痛。若是如此，不要使用強吸力，而要改用不會導致疼痛的適當吸力。若是對罐具所處的位置感到疼痛，通常代表吸力過強，可略抬起罐具一角讓一些空氣進入罐內，減少真空範圍，或是起罐後再重新下罐。但走罐法例外，稍有疼痛是正常的，可在預計施行走罐法的區域塗抹一些油，以減少疼痛。另外，放緩走罐速度，也有助於減痛。

注意事項和禁忌

　　須特別留意體虛或不舒服的人，因為他們更容易昏倒，請施用較輕吸力，以確保其體力不會被耗盡。使用走罐法時，不能太劇烈地移動，請和緩、溫柔地進行。

　　孕婦須特別注意，勿針對腹部、中段至下背部或薦骨處（sacrum）施行，部分穴位也是孕婦的禁忌。若有疑慮，最好不要為孕婦拔罐。為經期中的女性施罐也須特別小心，因為可能會使其身體耗弱，或延長出血時間。請待月經結束再拔罐。

　　拔罐不應在以下各處施行：

- 主動脈行經處，或能觸及脈搏處。
- 水腫處。
- 有皮膚疾病或開放傷口處，像是曬傷、擦傷、切傷處等。
- 少量皮膚覆蓋的關節處，像是手肘背或膝蓋頂部。
- 血栓處，如有深部靜脈栓塞的情況，影響血栓可能會造成危險。
- 在骨折或骨裂處。
- 在有癌症腫瘤、纖維瘤、囊腫或其他結節處。
- 被拔罐者正在高燒中。
- 抽搐中，或肌肉痙攣的人。

- 有出血性疾病或正服用血液稀釋劑的病人。
- 乳頭或其他人體的孔洞（舉例：眼睛、嘴巴、肛門）。

若未曾受以火製造罐內真空的訓練，請勿自行嘗試。若曾受過相關培訓，用火時請注意周遭狀況，房內一定要隨時備有滅火器。不要將棉球浸泡過多酒精，只要表面微濕即可。避免寬鬆衣著，因為可能不慎被燃著；將長髮束起，避免著火，並確保附近沒有其他易燃物。使用一碗水熄滅棉球的火，而不是將之吹熄。拿著點燃的棉球時應避免走動，所以請預先將所需物品都放在觸手可及處。不要拿著點燃的棉球橫越被拔罐者的上方。若有人燒傷，消毒後用無菌紗布包紮傷處並立即就醫。

刺絡拔罐法受感染的風險較高，為了放血，會刺穿皮膚，所以放血前後都要徹底消毒，避免感染。使用刺絡拔罐法時，請先戴上手套，保護自己不被血液感染。用七十度酒精擦拭待拔罐處，並讓酒精揮發後再戳刺皮膚。施行刺絡拔罐法後，用無菌紗布清潔該處，再用七十度酒精擦拭一遍。最後用新的無菌紗布包紮該處。

清潔和消毒

未施行刺絡拔罐法或針罐法，只接觸到完好皮膚（亦即沒有傷口或受損皮膚）的罐具，可以用溫肥皂水清洗。因為這些罐具未與血液接觸，就不需要消毒。

若是在針刺後使用，或皮膚有些傷口的狀況下使用罐具，那就必須要進行消毒。用七十度酒精擦拭罐具，再用溫肥皂水清洗。將罐具浸泡於稀釋的漂白水中，漂白水對清水的比例為一比五十，浸泡二十分鐘後再洗淨。

若是施行刺絡拔罐法的罐具，要用熱水清洗。用七十度酒精擦拭罐具。再用溫肥皂水清洗。將罐具浸泡於一比五十的漂白水中，放置一夜再洗淨。

塑膠或矽膠罐不應使用酒精，因為可能使其材質快速劣化，所以最好不要用這類罐具操作刺絡拔罐法。若罐具不會讓他人使用，就可以只用溫肥皂水清潔。

CHAPTER
05

運動傷害和疼痛控制的處置

拔罐最為人所知的就是對疼痛的處置。事實上，根據《中醫雜誌》，發現拔罐療法單獨操作或與其他介入方式併行，對於疼痛的治療比藥物或僅採用其他介入方式都還有效。相較單純藥物治療，拔罐在處置疼痛時如此有效的最主要原因，是大多數藥物只是掩蓋痛感，治標不治本；然而拔罐不只有助於止痛，還能幫助人體自我修復，處理導致疼痛的病源，無論是受傷、悶痛（tightness）或是沾黏等。

　　在拔罐的運作原理中，我闡述了許多拔罐緩解疼痛和幫助修復的原理。拔罐也可以緩解肌肉緊繃、紓緩筋膜，和物理上分離沾黏或扭結處。走罐法和閃罐法特別適合處理上述情況，因為這些罐法可一併按摩患處。如果在考慮先前提過的要點後，你仍決定使用走罐法，則本章和第六章中的圖片中均有箭頭標示如何使用此罐法。

　　拔罐不只對肌肉有效，也可以活化阻止疼痛訊號傳遞的神經。它能幫助神經分泌特定神經傳導物質和嗎啡，皆有助阻絕痛感。拔罐也能提高痛覺門檻，代表需要更多的刺激才會引發疼痛。

　　拔罐能活化穴道，所以罐具常放在穴位上以求最大化其功效。當然，大多數人對於穴位並不甚了解，所以本書也會著重於找出穴位的方法。

　　一般而言，因為每個人的體型差異，尋找穴位時最好使用患者的手，而不是幾吋作為丈量標準。若病人的身高跟你差不多，用你自己的手當標準就比較容易。若病人較高或較矮，而且他們的手較你的大或小的話，那就需要做出相對的調整。

　　你也可以使用解剖標誌來找到穴道。我將會用一些解剖學術語來標定這些與解剖標誌相關的穴位。會用到的一些詞彙，和它們所代表的意思如下：

上：在某部位的上方或某部位偏上的區域。

下：在某部位的下方或某部位偏下的區域。

中線：身體正中央的連線。

外側：遠離中線；靠身體的外面。

內側：靠近中線；在身體往裡邊靠的地方。

後：身體後面。

前：身體前面。

遠端：遠離身體或靠近肢體末端。

近端：靠近身體或遠離肢體末端。

　　在尋找穴道時，具備骨骼名稱或肌肉名稱相關的知識也會非常有幫助，特別是脊柱。我會使用肌肉和骨頭的解剖學名稱，並適時加上常見用詞。

　　在第三章中，我有提到不同類型的疼痛所適合施行的不同罐法。以下討論的每個主題，都與上述內容有關，因此，熟悉該章的內容，將有助於後續的理解。

脊柱

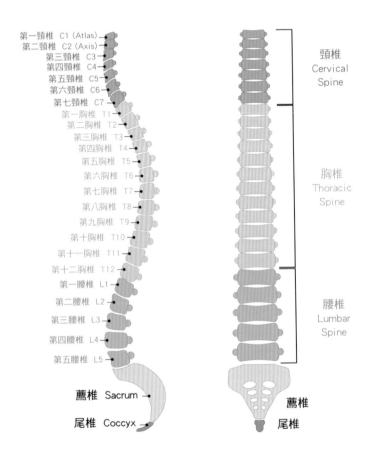

第一頸椎　C1 (Atlas)
第二頸椎　C2 (Axis)
第三頸椎　C3
第四頸椎　C4
第五頸椎　C5
第六頸椎　C6
第七頸椎　C7
第一胸椎　T1
第二胸椎　T2
第三胸椎　T3
第四胸椎　T4
第五胸椎　T5
第六胸椎　T6
第七胸椎　T7
第八胸椎　T8
第九胸椎　T9
第十胸椎　T10
第十一胸椎　T11
第十二胸椎　T12
第一腰椎　L1
第二腰椎　L2
第三腰椎　L3
第四腰椎　L4
第五腰椎　L5

薦椎　Sacrum
尾椎　Coccyx

頸椎
Cervical
Spine

胸椎
Thoracic
Spine

腰椎
Lumbar
Spine

薦椎
尾椎

身體經脈圖

位於身體正中線的兩大經脈

任脈（Con）
督脈（Gov）

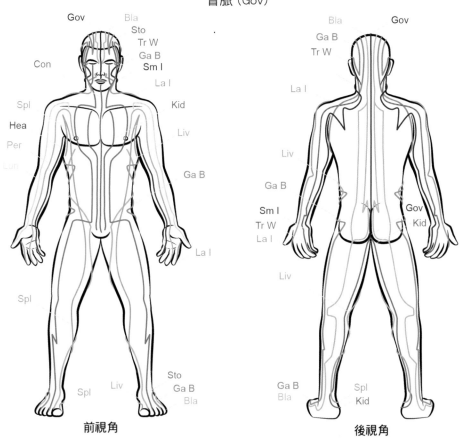

前視角

後視角

十二經脈

足陽明胃經（Sto）
足太陰脾經（Spl）

手厥陰心包經（Per）
手少陽三焦經（Tr W）

手太陽小腸經（Sm I）
手少陰心經（Hea）

足少陽膽經（Ga B）
足厥陰肝經（Liv）

足太陽膀胱經（Bla）
足少陰腎經（Kid）

手太陰肺經（Lun）
手陽明大腸經（La I）

肌肉骨骼系統

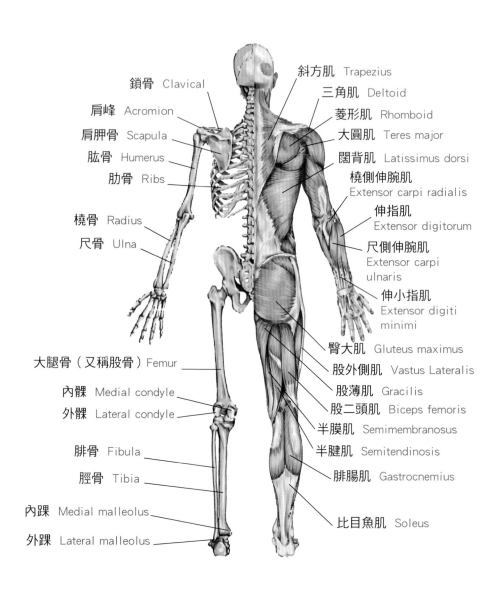

鎖骨 Clavical
肩峰 Acromion
肩胛骨 Scapula
肱骨 Humerus
肋骨 Ribs
橈骨 Radius
尺骨 Ulna

斜方肌 Trapezius
三角肌 Deltoid
菱形肌 Rhomboid
大圓肌 Teres major
闊背肌 Latissimus dorsi
橈側伸腕肌
Extensor carpi radialis
伸指肌
Extensor digitorum
尺側伸腕肌
Extensor carpi ulnaris
伸小指肌
Extensor digiti minimi
臀大肌 Gluteus maximus
股外側肌 Vastus Lateralis
股薄肌 Gracilis
股二頭肌 Biceps femoris
半膜肌 Semimembranosus
半腱肌 Semitendinosis
腓腸肌 Gastrocnemius
比目魚肌 Soleus

大腿骨（又稱股骨）Femur
內髁 Medial condyle
外髁 Lateral condyle
腓骨 Fibula
脛骨 Tibia
內踝 Medial malleolus
外踝 Lateral malleolus

肌肉骨骼系統

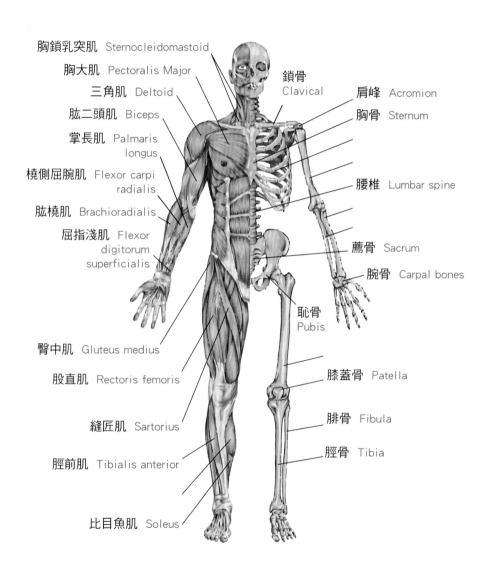

胸鎖乳突肌 Sternocleidomastoid

胸大肌 Pectoralis Major

三角肌 Deltoid

肱二頭肌 Biceps

掌長肌 Palmaris longus

橈側屈腕肌 Flexor carpi radialis

肱橈肌 Brachioradialis

屈指淺肌 Flexor digitorum superficialis

臀中肌 Gluteus medius

股直肌 Rectoris femoris

縫匠肌 Sartorius

脛前肌 Tibialis anterior

比目魚肌 Soleus

鎖骨 Clavical

肩峰 Acromion

胸骨 Sternum

腰椎 Lumbar spine

薦骨 Sacrum

腕骨 Carpal bones

恥骨 Pubis

膝蓋骨 Patella

腓骨 Fibula

脛骨 Tibia

肩頸疼痛

　　頸部和肩膀疼痛是最常見的疼痛類型，而且原因通常不是因為受傷而是姿勢不良。若姿勢不調整，肩膀疼痛會持續復發，所以一定要有意識地改善自己的姿勢。其他造成頸部疼痛的原因還包括頸椎過度屈伸損傷（運動傷害或車禍造成）、頸部老化、壓力和像是感冒或流感等的感染。

　　在傳統中醫裡，肩頸疼痛，除了上述提及的原因外，是因為經絡的氣血淤滯所導致的疼痛。可能是因為風或寒等致病原。淤滯也可能是因為外傷或壓力導致。

GB20 風池 Wind Pool

取穴位置：在胸鎖乳突肌和斜方肌之間的凹陷處，正好在顱骨的底部。

影響肌肉：斜方肌、半棘肌、夾肌。

適用時機：任何頸部或是肩膀疼痛，特別是因為壓力、緊張、過度使用電腦或感冒、流感。

施行方式：風池穴其實是在髮際線裡，所以罐具無法直接施行其上。可以把罐具放在盡可能靠近髮際線的地方。施行弱或中罐法十到十五分鐘。處理急性或嚴重疼痛的時候可使用

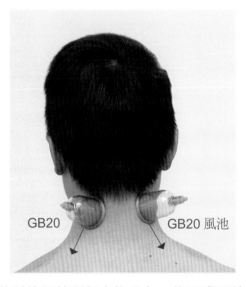

GB20　　　　　　　GB20 風池

力道較強的吸力，而和緩或慢性疼痛的話使用較弱程度的吸力。若是感冒引起的頸部疼痛，使用閃罐法。從風池穴開始，由上往下施行走罐法，各留罐三十秒以有效紓緩急性疼痛、壓力或受傷造成的頸部緊繃。

GB21 肩井 Shoulder Well

取穴位置：在肩的最上端、乳頭正上方，或在脊椎到三角肌的中間點。

影響肌肉：斜方肌。

適用時機：任何頸部和／或肩膀疼痛，特別是因為壓力、緊張、過度使用電腦或感冒、流感。

施行方式：施行弱、中或強罐法十到十五分鐘。處理急性或嚴重疼痛的時候可使用力道較強的吸力，而和緩或慢性疼痛的話使用較弱程度的吸力。若是感冒引起的頸部疼痛，使用閃罐法。沿著斜方肌施行走罐法以利肌肉鬆弛，紓緩肩頸疼痛。

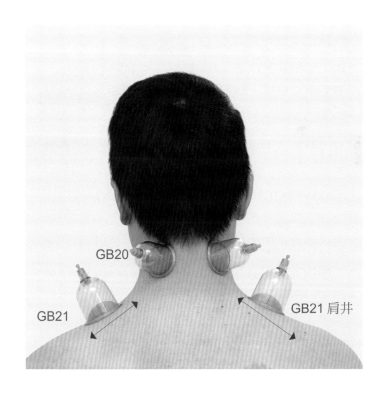

GV14 大椎 Great Hammer

取穴位置： 在第七頸椎（C7）的棘突下方，大約與肩峰（肩膀）位置同高。

影響肌肉： 斜方肌、小菱形肌、上後鋸肌。

適用時機： 任何頸部和／或肩膀疼痛，特別是因為壓力、緊張、過度使用電腦或感冒、流感。也適用於灼熱感的痛。

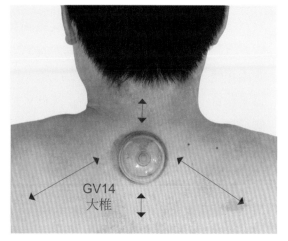

GV14
大椎

施行方式： 施行弱、中或強罐法十到十五分鐘。處理急性或嚴重疼痛的時候可使用力道較強的吸力，而和緩或慢性疼痛的話使用較弱程度的吸力。若是感冒引起的頸部疼痛，使用閃罐法。在脊柱上下和沿著斜方肌施行走罐法，以紓緩肩頸緊繃。對大椎使用刺絡拔罐法可快速緩解疼痛和發炎狀況，特別是有灼痛感的肩頸疼痛。

BL12 風門 Wind Gate

取穴位置： 在第二胸椎（T2）棘突旁開一點五吋處。

影響肌肉： 斜方肌、小菱形肌、大菱形肌、豎脊肌、頭半棘肌、頸半棘肌、上後鋸肌。

適用時機： 任何頸部和／或肩膀疼痛，特別是因為壓力、緊張、過度使用電腦或感冒、流感。

施行方式： 施行弱、中或強罐法十到十五分鐘。處理急性或嚴重疼痛的時候可使用力道較強的吸力，而和緩或慢性疼痛的話使用較弱程度的吸力。若是感冒引起的頸部疼痛，使用閃罐法。沿豎脊肌上下施行走罐法，以紓緩肩頸疼痛。

BL13 肺俞 Lung Shu

取穴位置：在第三胸椎（T3）棘突旁開一點五吋處。

影響肌肉：斜方肌、小菱形肌、大菱形肌、豎脊肌、頸半棘肌、胸半棘肌、上後鋸肌。

適用時機：任何頸部和／或肩膀疼痛，特別是因為壓力、緊張、過度使用電腦或感冒、流感。

施行方式：施行弱、中或強罐法十到十五分鐘。處理急性或嚴重疼痛的時候可使用力道較強的吸力，而和緩或慢性疼痛的話使用較弱程度的吸力。若是感冒引起的頸部疼痛，使用閃罐法。沿豎脊肌上下施行走罐法，以紓緩肩頸疼痛。對肺俞施行刺絡拔罐法以迅速紓緩上背疼痛。

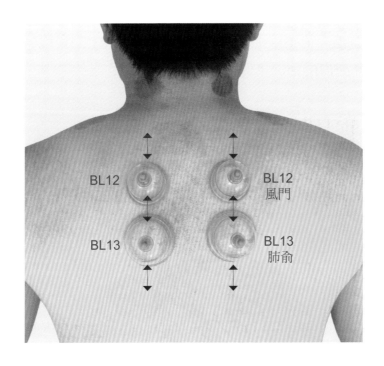

肩關節疼痛

　　肩膀是一個非常複雜的關節，連接肱骨、肩胛骨和鎖骨，且容易因頻繁使用而受傷。肩關節周遭的肌肉常常被統稱旋轉肌群，包含棘上肌、棘下肌、小圓肌和肩胛下肌。拔罐對於黏液囊炎、肌腱炎、脫臼和沾黏性肩關節囊炎（俗稱五十肩）等緩解發炎症狀非常適合；而它對分解因旋轉肌群受傷造成的疤痕組織也很有效。你也可以為關節炎患者施行拔罐。儘管關節炎是一種退化性疾病，在傳統中醫醫學中，它被認為是關節裡積累了濕邪。拔罐也有助於祛除關節裡的濕邪，幫助復原。

EM37 肩前 Front of the Shoulder

取穴位置：肩膀的前方，在腋下的終端（腋窩）和與三角肌連結的鎖骨橫向尾端的中間點。

影響肌肉：三角肌、胸大肌、喙肱肌、闊背肌、肱二頭肌。

適用時機：任何類型的肩關節前方疼痛或肩膀前側疼痛。通常施行於五十肩、肌腱炎或肩關節炎。

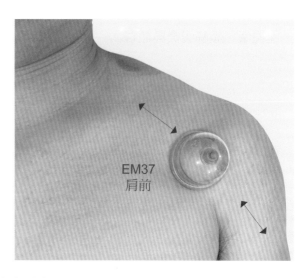

EM37
肩前

施行方式：施行弱、中或強罐法十到十五分鐘。處理急性或嚴重疼痛的時候可使用力道較強的吸力，而和緩或慢性疼痛的話使用較弱程度的吸力。沿手臂施行走罐法以促進循環、緩解發炎並減輕疤痕。使用閃罐法來緩解疼痛。使用刺絡拔罐法來處理棘手的肩部疼痛。

LI15 肩髃 Shoulder Bone

取穴位置：在肩峰外側，三角肌的前上方。

影響肌肉：三角肌。

適用時機：對於任何類型的肩部外側疼痛或肩部兩側疼痛。常用於五十肩、肌腱炎或三角肌勞損。

施行方式：施行弱、中或強罐法十到十五分鐘。處理急性或嚴重疼痛的時候可使用力道較強的吸力，而和緩或慢性疼痛的話使用較弱程度的吸力。使用走罐法沿三角肌上下移動，以促進循環、緩解發炎與疤痕。

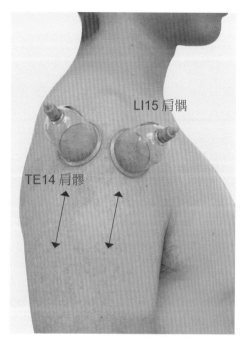

TE14 肩髎 Shoulder Bone Hole

取穴位置：在肩峰外側，在三角肌後上方，距肩髃穴一吋。

影響肌肉：三角肌。

適用時機：對於任何類型的肩部外側疼痛或肩部兩側疼痛。常用於五十肩、肌腱炎或三角肌勞損。

施行方式：施行弱、中或強罐法十到十五分鐘。處理急性或嚴重疼痛的時候可使用力道較強的吸力，而和緩或慢性疼痛的話使用較弱程度的吸力。使用走罐法沿三角肌上下移動，以促進循環、緩解發炎與疤痕。

SI9 肩貞 True Shoulder

取穴位置：手臂放鬆時，在背部、腋下（腋窩）上方一吋處。

影響肌肉：三角肌、闊背肌、大圓肌、肱三頭肌、肩胛下肌、棘下肌、小圓肌。

適用時機：任何類型的肩膀後疼痛或肩膀關節後側疼痛。常用於五十肩、肌腱炎或旋轉肌群傷處。

施行方式：施行弱、中或強罐法十到十五分鐘。處理急性或嚴重疼痛的時候可使用力道較強的吸力，而和緩或慢性疼痛的話使用較弱程度

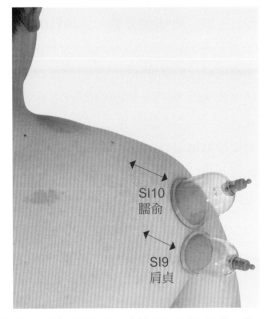

的吸力。使用走罐法沿三角肌上下移動，以促進循環、緩解發炎與疤痕。施行閃罐法來緩解疼痛。

SI10 臑俞 Upper Arm Shu

取穴位置：在背部，肩貞上方一吋處，或在肩峰的正下方。

影響肌肉：三角肌、肱三頭肌、喙肱肌、肩胛下肌、棘下肌、小圓肌。

適用時機：任何類型的肩膀後疼痛或肩膀關節後側疼痛。常用於五十肩、肌腱炎或旋轉肌群傷處。

施行方式：施行弱、中或強罐法十到十五分鐘。處理急性或嚴重疼痛的時候可使用力道較強的吸力，而和緩或慢性疼痛的話使用較弱程度的吸力。使用走罐法沿三角肌上下移動，以促進循環、緩解發炎與疤痕。施行閃罐法來緩解疼痛。使用刺絡拔罐法來處理棘手的肩部疼痛。

GB21 肩井 Shoulder Well

取穴位置：在肩的最上端、乳頭正上方，或在脊椎到三角肌的中間點。

影響肌肉：斜方肌。

適用時機：對於肩膀上方任何類型的疼痛或肩膀關節頂端疼痛。因肩關節疼痛導致肩膀僵硬時也很常使用。

施行方式：施行弱、中或強罐法十到十五分鐘。處理急性或嚴重疼痛的時候可使用力道較強的吸力，而和緩或慢性疼痛的話使用較弱程度的吸力。若是感冒引起的頸部疼痛，使用閃罐法。沿著斜方肌施行走罐法以利肌肉鬆弛，並紓緩肩關節疼痛。

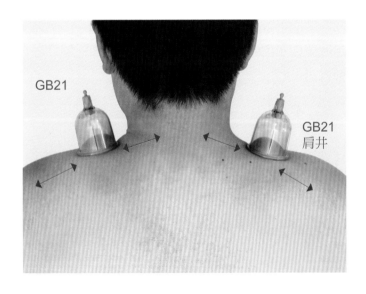

手肘疼痛

　　兩種最常見的手肘疼痛類型是網球肘（肱骨外上髁炎）和高爾夫球肘（肱骨內上髁炎）。網球肘影響到手肘的外側或外面。通常是因為重複性的動作、手臂不正確的活動或因搬運重物，對肌肉或肌腱造成的傷害。大多數有網球肘的人不是運動員，而是那些過度使用手臂，像是水管工、油漆工、木工、屠夫、廚師或是需使用滑鼠的上班族。高爾夫球肘則影響手肘的內側（裡面）。它不如網球肘常見，但起因都是一樣的。影響附著在內上髁肌肉的動作包括握力，這可能發生在打高爾夫球、擲球、攀岩或使用工具時。其他手肘疼痛的起因可能是風濕病、類風溼性關節炎或創傷。

HT3 *少海* Lesser Sea

取穴位置：當手肘彎曲角度達一半時，內側手肘曲折處的終點處。

影響肌肉：旋前圓肌、肱肌。

適用時機：對於任何類型的手肘內側疼痛。常用來處理高爾夫球肘或手肘的關節炎。

施行方式：施行弱、中或強罐法十到十五分鐘。處理急性或嚴重疼痛的時候可使用力道較強的吸力，而和緩或慢性疼痛的話使用較弱程度的吸力。在高爾夫球肘的前臂上下施行走罐法。使用閃罐法來緩解疼痛。對靠近少海的血管使用刺絡拔罐法，以快速緩解疼痛。

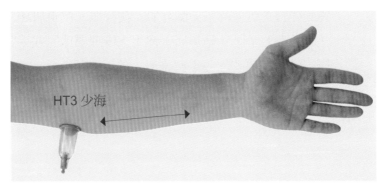

HT3 少海

LI11 曲池 Pool at the Bend

取穴位置：當手肘彎曲角度達一半時，外側手肘曲折處的終點處。

影響肌肉：橈側伸腕長肌、橈側伸腕短肌、肱肌、肱橈肌、旋後肌。

適用時機：任何類型的手肘外側疼痛。常用來處理網球肘或手肘的關節炎。

施行方式：施行弱、中或強罐法十到十五分鐘。處理急性或嚴重疼痛的時候可使用力道較強的吸力，而和緩或慢性疼痛的話使用較弱程度的吸力。在網球肘的前臂上下施行走罐法。施行閃罐法以利緩解疼痛。對靠近曲池的血管使用刺絡拔罐法，以快速緩解手肘疼痛。

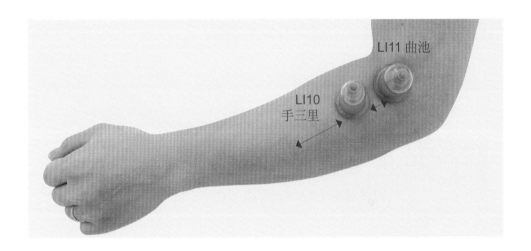

LI10 手三里 Arm Three Mile

取穴位置：在曲池下方三指寬（或兩吋）處。

影響肌肉：橈側伸腕長肌、橈側伸腕短肌、旋後肌、肱橈肌。

適用時機：任何類型的手肘外側疼痛。常用來處理網球肘或手肘的關節炎。

施行方式：施行弱、中或強罐法十到十五分鐘。處理急性或嚴重疼痛的時候可使用力道較強的吸力，而和緩或慢性疼痛的話使用較弱程度的吸力。在網球肘的前臂上下施行走罐法。

PC4 郄門 Cleft Gate

取穴位置：在前臂內側中點下方約一吋（或一個拇指寬）處，在掌長肌和橈側屈腕肌的兩個肌腱中間。

影響肌肉：橈側屈腕肌、掌長肌、屈指淺肌、屈指深肌。

適用時機：對於任何類型的手肘內側疼痛。常用來處理高爾夫球肘或手肘的關節炎。

施行方式：施行弱、中或強罐法十到十五分鐘。處理急性或嚴重疼痛的時候可使用力道較強的吸力，而和緩或慢性疼痛的話使用較弱程度的吸力。在高爾夫球肘的前臂上下施行走罐法。

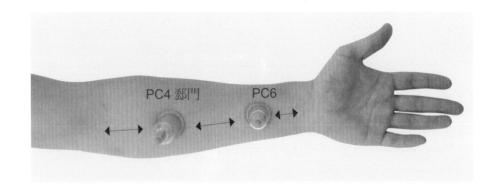

前臂、手腕疼痛

　　最常見的前臂疼痛成因是手腕或手肘疼痛或受傷。腕隧道症候群是因為正中神經遭受壓迫而導致疼痛、麻木和手指的刺痛感。現代人腕隧道症候群的發病率增加，是因為過度使用鍵盤和滑鼠。臂神經叢損傷實際上是頸部受傷，繼而傷害了控制手臂的神經，導致手臂疼痛。臂神經叢損傷的另一個主要原因，是車禍或運動傷害所造成的頸部扭傷。對於頸部疼痛的處置，請回見前述的肩頸疼痛。

HT3 少海 Lesser Sea

取穴位置：當手肘彎曲角度達一半時，內側手肘曲折處的終點處。治療時請維持手臂伸直。

影響肌肉：旋前圓肌、肱肌。

適用時機：對於任何類型的前臂內側疼痛。

施行方式：施行弱、中或強罐法十到十五分鐘。處理急性或嚴重疼痛的時候可使用力道較強的吸力，而和緩或慢性疼痛的話使用較弱程度的吸力。為處置前臂疼痛，在前臂上下施行走罐法。施行閃罐法來緩解疼痛。

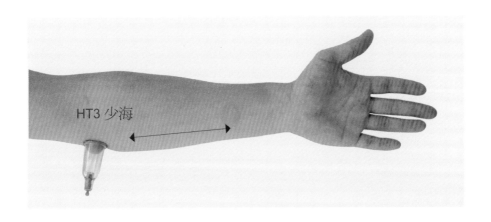

HT3 少海

LI11 曲池 Pool at the Bend

取穴位置：當手肘彎曲角度達一半時，外側手肘上的曲折終點處。

影響肌肉：橈側伸腕長肌、橈側伸腕短肌、肱肌、肱橈肌、旋後肌。

適用時機：對於任何類型的前臂外側疼痛。常用來處置腕隧道症候群的患者，或過度使用電腦滑鼠、鍵盤，或常使用手部來抓取工具的族群。

施行方式：施行弱、中或強罐法十到十五分鐘。處理急性或嚴重疼痛的時候可使用力道較強的吸力，而和緩或慢性疼痛的話使用較弱程度的吸力。為處置前臂疼痛，在前臂上下施行走罐法。使用閃罐法以利緩解疼痛。對靠近曲池的血管使用刺絡拔罐法，以快速緩解疼痛。

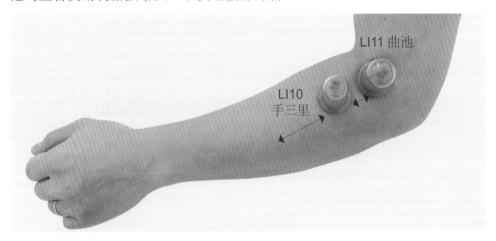

LI10 手三里 Arm Three Mile

取穴位置：在曲池下方三指寬（或兩吋）處。

影響肌肉：橈側伸腕長肌、橈側伸腕短肌、旋後肌、肱橈肌。

適用時機：對任何類型的前臂外側疼痛。常用來處置腕隧道症候群的患者，或過度使用電腦滑鼠、鍵盤，或常使用手部來抓取工具的族群。

施行方式：施行弱、中或強罐法十到十五分鐘。處理急性或嚴重疼痛的時候可使用力道較強的吸力，而和緩或慢性疼痛的話使用較弱程度的吸力。為處置前臂疼痛，在前臂上下施行走罐法。

PC4 郄門 Cleft Gate

取穴位置：在前臂內側中點下方約一吋（或一個拇指寬）處，在掌長肌和橈側屈腕肌的兩個肌腱中間。

影響肌肉：橈側屈腕肌、掌長肌、屈指淺肌、屈指深肌。

適用時機：對於任何類型的前臂內側疼痛。常用來處置腕隧道症候群。

施行方式：施行弱、中或強罐法十到十五分鐘。處理急性或嚴重疼痛的時候可使用力道較強的吸力，而和緩或慢性疼痛的話使用較弱程度的吸力。為處置前臂疼痛和腕隧道症候群，在前臂上下施行走罐法。

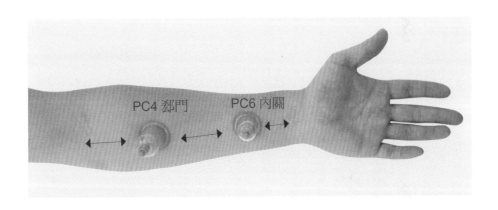

PC6 內關 Inner Pass

取穴位置：前臂的內側，在手腕彎曲處上方約兩吋（或三指寬）處，兩條凸出的肌腱間（掌長肌和橈側屈腕肌）。

影響肌肉：肱橈肌、屈指深肌、屈指淺肌、橈側屈腕肌、掌長肌。

適用時機：對於任何類型的前臂內側疼痛。常用來處置腕隧道症候群。

施行方式：施行弱或中罐法十到十五分鐘。處理急性或嚴重疼痛的時候可使用力道較強的吸力，而和緩或慢性疼痛的話使用較弱程度的吸力。在前臂上下施行走罐法，以處置腕隧道症候群。

TE5 外關 Outer Pass

取穴位置：前臂的外側，在手腕彎曲處上方約三指寬（或兩吋）處，橈骨和尺骨的中間。

影響肌肉：伸食指肌、伸拇長肌、伸拇短肌、尺側伸腕肌、伸小指肌、伸指肌。

適用時機：對於任何類型的前臂內側疼痛。常用來處置腕隧道症候群。

施行方式：施行弱、中罐法十到十五分鐘。處理急性或嚴重疼痛的時候可使用力道較強的吸力，而和緩或慢性疼痛的話使用較弱程度的吸力。為處置前臂疼痛和腕隧道症候群，在前臂上下施行走罐法。

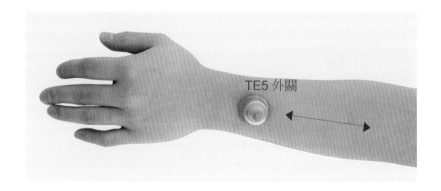

胸部疼痛

　　心、肺、胃腸和骨骼肌肉系統的問題都有可能導致胸部疼痛。在這個章節裡，我將聚焦在因骨骼肌肉導致的胸部疼痛上，此類疼痛的主因是胸大肌遭破壞或損傷，而起因常是舉重時的姿勢不良或承載過重時。因意外事故或跌倒導致的軟組織損傷、瘀傷或肋骨斷裂，也可能導致胸部疼痛。肋骨受傷的痛感會隨深呼吸或咳嗽的動作加劇，會局限在一個區域／肋骨，且按壓時會感覺酸痛。

　　其他不能歸因於受傷的胸部疼痛，也許是由於其他情況所造成的，像是心臟或肺部狀況。而這可能很嚴重，甚至危及性命，所以當有不明原因的胸部疼痛發生時，最好都要去看醫生。

ST15 屋翳 Roof

取穴位置：在第二個肋間隙中，大約在乳頭上方。

影響肌肉：胸大肌。

適用時機：處置胸部疼痛、胸肌或肋間隙的疼痛。對於呼吸問題引發的胸部疼痛，還有乳房疼痛最為有效。

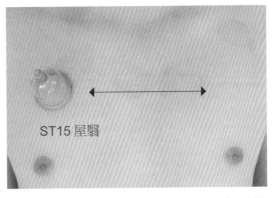

ST15 屋翳

施行方式：施行弱、中或強罐法十到十五分鐘。處理急性或嚴重疼痛的時候可使用力道較強的吸力，而和緩或慢性疼痛的話使用較弱程度的吸力。處置胸部疼痛時，在胸部來回使用走罐法。使用閃罐法來緩解疼痛。

LU2 雲門 Cloud Gate

取穴位置：在胸部的外側、鎖骨下方、鎖骨胸肌三角形（deltopectoral triangle）之下。鎖骨胸肌三角形是由三角肌、胸肌和鎖骨形成的凹陷處；若您將手臂向前並向上抬高九十度，就會發現它。

影響肌肉：三角肌、胸大肌。

適用時機：處置胸部疼痛或胸肌疼痛。對呼吸問題引發的胸部疼痛最有效。

施行方式：施行弱、中或強罐法十到十五分鐘。處理急性或嚴重疼痛的時候可使用力道較強的吸力，而和緩或慢性疼痛的話使用較弱程度的吸力。處置胸部疼痛時，在胸部來回施行走罐法。使用閃罐法來緩解疼痛。

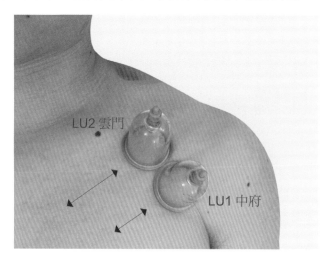

LU1 中府 Central Palace

取穴位置：在雲門下方約一吋處。

影響肌肉：三角肌、胸大肌。

適用時機：處置胸部疼痛或胸肌疼痛。對呼吸問題引發的胸部疼痛最有效。

施行方式：施行弱、中或強罐法十到十五分鐘。處理急性或嚴重疼痛的時候可使用力道較強的吸力，而和緩或慢性疼痛的話使用較弱程度的吸力。處置胸部疼痛時，在胸部來回施行走罐法。使用閃罐法來緩解疼痛。

SP21 大包 Great Embracement

取穴位置：在胸腔的側面，腋窩和第十二根肋骨的中間點。

影響肌肉：闊背肌、前鋸肌。

適用時機：處置胸腔側邊的疼痛。

施行方式：施行弱、中或強罐法十到十五分鐘。處理急性或嚴重疼痛的時候可使用力道較強的吸力，而和緩或慢性疼痛的話使用較弱程度的吸力。在胸腔側邊來回使用走罐法，以處置側胸疼痛。

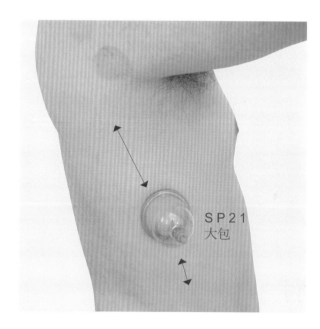

SP21
大包

上背和肩胛骨疼痛

上背和肩胛骨疼痛常伴隨肩頸疼痛，擴散到這兩個區域。因為許多肌肉彼此相互牽動、互相影響，所以許多肩頸疼痛的成因也同樣可能造成上背和肩胛骨疼痛，包括姿勢不良和壓力。創傷和跌倒也會導致上背和肩胛骨疼痛。

根據傳統中醫，急性的上背疼痛也是一個感染的早期徵兆，像是感冒或流感。這是因為致病原透過風邪入侵肩頸的經絡，阻礙氣血運行。坐在吹進冷風的辦公室通風口處很容易就產生上背疼痛。

SI11 天宗 Celestial Gathering

取穴位置：在肩胛骨上，在肩胛骨中央的凹陷處，更準確地來說是在肩胛下窩中心。

影響肌肉：肩胛下肌、小圓肌。

適用時機：處置肩胛骨疼痛。

施行方式：施行弱、中或強罐法十到十五分鐘。處理急性或嚴重疼痛的時候可使用力道較強的吸力，而和緩或慢性疼痛的話使用較弱程度的吸力。若是感冒引起的上背部或肩胛骨疼痛，使用閃罐法。環繞肩胛骨施行走罐法，以紓緩肩部和上背疼痛。對天宗施行刺絡拔罐法以迅速紓緩上背疼痛。

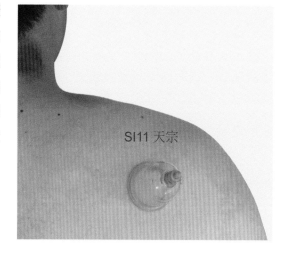

SI11 天宗

GB21 肩井 Shoulder Well

取穴位置：在肩的最上端、乳頭正上方，或在脊椎到三角肌的中間點。

影響肌肉：斜方肌。

適用時機：處置上背和肩膀疼痛。最常施行於與壓力有關的上背緊繃、過度使用電腦或感冒和流感導致的疼痛。

施行方式：施行弱、中或強罐法十到十五分鐘。處理急性或嚴重疼痛的時候可使用力道較強的吸力，而和緩或慢性疼痛的話使用較弱程度的吸力。若是感冒引起的上背疼痛，使用閃罐法。沿著斜方肌施行走罐法以利肌肉鬆弛，紓緩上背和肩胛骨疼痛。

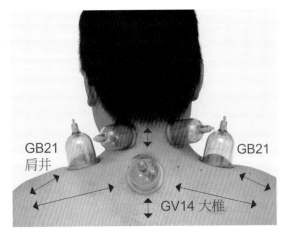

GB21 肩井
GB21
GV14 大椎

GV14 大椎 Great Hammer

取穴位置：在第七頸椎（C7）的棘突下方，大約與肩峰（肩膀）位置同高。

影響肌肉：斜方肌、小菱形肌、上後鋸肌。

適用時機：處置上背和肩膀疼痛。最常施行於與壓力有關的上背緊繃、過度使用電腦或感冒和流感導致的疼痛。尤其可處置有灼熱感的上背疼痛。

施行方式：施行弱、中或強罐法十到十五分鐘。處理急性或嚴重疼痛的時候可使用力道較強的吸力，而和緩或慢性疼痛的話使用較弱程度的吸力。若是感冒引起的上背疼痛，使用閃罐法。在脊柱上下和沿著斜方肌施行走罐法，以紓緩上背和肩胛骨處的緊繃。對大椎使用刺絡拔罐法可快速緩解疼痛和發炎狀況，特別是有上背部或肩胛骨有灼痛感時。

BL12 風門 Wind Gate

取穴位置：在第二胸椎（T2）棘突旁開一點五吋處。

影響肌肉：斜方肌、小菱形肌、大菱形肌、豎脊肌、頭半棘肌、頸半棘肌、上後鋸肌。

適用時機：處置上背和肩膀疼痛。最常施行於與壓力有關的上背緊繃、過度使用電腦或感冒和流感導致的疼痛。

施行方式：施行弱、中或強罐法十到十五分鐘。處理急性或嚴重疼痛的時候可使用力道較強的吸力，而和緩或慢性疼痛的話使用較弱程度的吸力。若是感冒引起的上背部或肩胛骨疼痛，使用閃罐法。沿豎脊肌上下施行走罐法，以紓緩上背部和肩胛骨中間區域的疼痛。

BL13 肺俞 Lung Shu

取穴位置：在第三胸椎（T3）棘突旁開一點五吋處。

影響肌肉：斜方肌、小菱形肌、大菱形肌、豎脊肌、頸半棘肌、胸半棘肌、上後鋸肌。

適用時機：處置上背和肩膀疼痛。最常施行於與壓力有關的上背緊繃、過度使用電腦或感冒和流感導致的疼痛。

施行方式：施行弱、中或強罐法

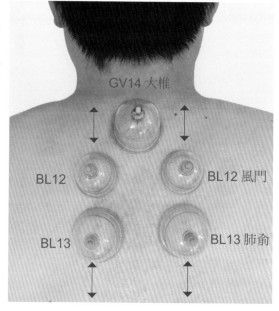

十到十五分鐘。處理急性或嚴重疼痛的時候可使用力道較強的吸力，而和緩或慢性疼痛的話使用較弱程度的吸力。若是感冒引起的上背疼痛，使用閃罐法。沿豎脊肌上下施行走罐法，緩解上背部和肩胛骨中間區域。對肺俞施行刺絡拔罐法以迅速紓緩上背疼痛。

BL15 心俞 Heart Shu

取穴位置：在第五胸椎（T5）棘突旁開一點五吋處。

影響肌肉：斜方肌、小菱形肌、大菱形肌、豎脊肌、頸半棘肌、胸半棘肌。

適用時機：處置上背和肩膀疼痛。最常施行於壓力造成的上背緊繃。

施行方式：施行弱、中或強罐法十到十五分鐘。處理急性或嚴重疼痛的時候可使用力道較強的吸力，而和緩或慢性疼痛的話使用較弱程度的吸力。若是感冒引起的上背疼痛，使用閃罐法。沿豎脊肌上下施行走罐法，緩解上背部和肩胛骨中間區域。對心俞施行刺絡拔罐法以迅速紓緩上背疼痛。

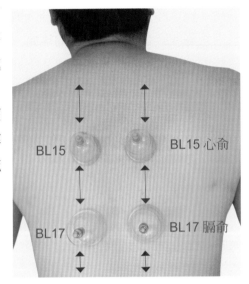

BL15　　BL15 心俞
BL17　　BL17 膈俞

BL17 膈俞 Diaphragm Shu

取穴位置：在第七胸椎（T7）棘突旁開一點五吋處。

影響肌肉：斜方肌、小菱形肌、大菱形肌、豎脊肌、頸半棘肌、胸半棘肌。

適用時機：處置上到中段背部的疼痛。

施行方式：施行弱、中或強罐法十到十五分鐘。處理急性或嚴重疼痛的時候可使用力道較強的吸力，而和緩或慢性疼痛的話使用較弱程度的吸力。若是感冒引起的上背疼痛，使用閃罐法。沿豎脊肌上下施行走罐法，緩解上背部和肩胛骨中間區域。對膈俞施行刺絡拔罐法以迅速紓緩上背疼痛。

下背疼痛

　　下背，或腰部很容易因為運動、舉重或搬運重物而受傷，且往往是肌肉拉傷。拔罐對緩解拉傷和放鬆肌肉很有效。拔罐也會用來處置坐骨神經痛的發炎，但會需要非常溫和地施行，因為該區域非常敏感易痛。若因為梨狀肌發炎導致的坐骨神經痛（並包含往下延伸到臀部和腿部的抽痛），拔罐有助緩解發炎症狀。因為梨狀肌位於臀部的深處，此類疼痛可能要用到強罐法。

　　椎間盤退化性疾病會導致慢性背部疼痛。在傳統中醫裡，腎臟主腰椎、也主骨骼和關節。溫和的拔罐效果，有助運送血液和養分給腎臟和腰椎補充元氣，避免退化。姿勢不良整天坐在桌前也可能導致下背疼痛，而手提包包或公事包造成左右兩側重量不平衡也會，特別是若常只用一邊肩膀的情況。

　　若您除了下背疼痛外還有以下症狀，像是腸或膀胱無力、腿無力、發燒，或咳嗽時伴隨疼痛，就應該去看醫生。這些症狀可能代表身體有更嚴重的狀況，而且很可能不是肌肉骨骼的問題。

BL52 志室 Will Chamber

取穴位置：在腎俞外側約一點五吋處。

影響肌肉：豎脊肌、腰方肌、闊背肌、下後鋸肌。

適用時機：針對偏向側邊的下背疼痛，在脊柱旁肌肉的側面。適合施行於因久坐或姿勢不良造成的背部扭傷和下背疼痛。

施行方式：施行弱、中或強罐法十到十五分鐘。處理急性或嚴重疼痛的時候可使用力道較強的吸力，而和緩或慢性疼痛的話使用較弱程度的吸力。使用閃罐法能較快緩解下背疼痛。沿闊背肌或腰方肌上下施行走罐法，以緩解在下背側邊的疼痛。

BL23 腎俞 Kidney Shu

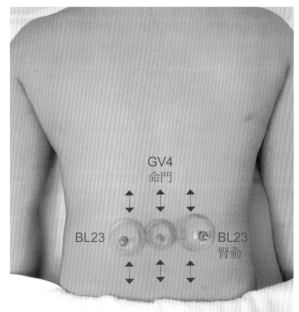

取穴位置：第二腰椎（L2）棘突旁開一點五吋處。

影響肌肉：豎脊肌、多裂肌、腰方肌、闊背肌、下後鋸肌。

適用時機：對在脊骨側，也就是脊柱旁的下背肌肉疼痛施行。適合施行於因久坐或姿勢不良造成的背部扭傷和下背疼痛。

施行方式：施行弱、中或強罐法十到十五分鐘。處理急性或嚴重疼痛的時候可使用力道較強的吸力，而和緩或慢性疼痛的話使用較弱程度的吸力。使用閃罐法能較快緩解下背疼痛。沿豎脊肌上下施行走罐法，以紓緩下背疼痛，而刺絡拔罐法可迅速緩解疼痛。

GV4 命門 Vital Gate

取穴位置：在第二節腰椎（L2）棘突下方的空隙裡。

影響肌肉：豎脊肌、棘間肌、多裂肌、下後鋸肌。

適用時機：處置沿脊骨下背疼痛。處置椎間盤退化性疾病和凸起的椎間盤。

施行方式：施行弱、中或強罐法十到十五分鐘。處理急性或嚴重疼痛的時候可使用力道較強的吸力，而和緩或慢性疼痛的話使用較弱程度的吸力。若病人有椎間盤突出，則不可使用力道較強的吸力。使用閃罐法能較快緩解下背疼痛。沿豎脊肌上下施行走罐法以緩解下背疼痛，但對脊骨區域則力道要放緩，因為施力太快或太用力都會造成疼痛。

BL25 大腸俞 Large Intestine Shu

取穴位置：在第四腰椎（L4）棘突旁開一點五吋處。

影響肌肉：豎脊肌、多裂肌、腰方肌、闊背肌。

適用時機：處置脊骨側，也就是脊柱旁的下背肌肉疼痛。適合施行於因久坐或姿勢不良造成的背部扭傷和下背疼痛。

施行方式：施行弱、中或強罐法十到十五分鐘。處理急性或嚴重疼痛的時候可使用力道較強的吸力，而和緩或慢性疼痛的話使用較弱程度的吸力。使用閃罐法能較快緩解下背疼痛。沿豎脊肌上下施行走罐法，以紓緩下背疼痛，而刺絡拔罐法可迅速緩解疼痛。

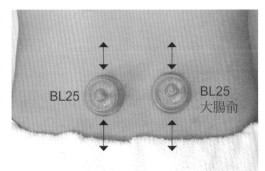

EM24 腰眼 Lumbar Eyes

取穴位置：在第四腰椎（L4）棘突旁開約三至四吋處，或臀部上方的腰窩處。

影響肌肉：臀中肌、臀大肌。

適用時機：處置擴散到臀部肌肉的下背疼痛。適合施行於因久坐或姿勢不良造成的背部扭傷和下背疼痛。

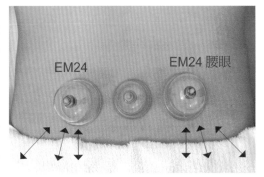

施行方式：施行中或強罐法十到十五分鐘。處理急性或嚴重疼痛的時候可使用力道較強的吸力，而和緩或慢性疼痛的話使用較弱程度的吸力。因為這些部位有許多肌肉和脂肪，弱罐法可能效果不明顯。使用閃罐法可較快緩解下背、坐骨神經或臀部疼痛。沿著臀大肌或臀中肌上下施行走罐法以紓緩下背疼痛和坐骨神經痛。

BL53 胞肓 Bladder Huang

取穴位置：在第二薦孔（sacral foramen，S2）旁約三至四吋，或者在腰眼下方兩吋處。

影響肌肉：臀大肌、臀中肌。

適用時機：處置擴散到臀部肌肉的下背疼痛。適合施行於因久坐或姿勢不良造成的背部扭傷和下背疼痛。

施行方式：施行中或強罐法十到十五分鐘。處理急性或嚴重疼痛的時候可使用力道較強的吸力，而和緩或慢性疼痛的話使用較弱程度的吸力。因為這些部位有許多肌肉和脂肪，弱罐法可能效果不明顯。使用閃罐法可較快緩解下背、坐骨神經或臀部疼痛。沿著臀大肌或臀中肌上下或左右來回移動施行走罐法以紓緩下背疼痛和坐骨神經痛。

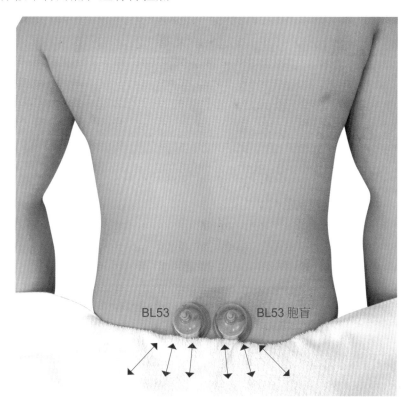

大腿疼痛

　　大部分的大腿疼痛都是運動傷害造成。通常大腿疼痛都是急性的，但若沒有經過治療或治療適當的話，可能變成慢性的。

　　腿後肌群，由半膜肌、半腱肌和股二頭肌三束肌肉組成的肌群，位於大腿的後部。大量跑步動作造成的運動傷害特別容易在此處發生。最常見的還有在運動前或後時沒有拉筋、過度使用或突然肌肉痙攣等導致的抽筋。許多運動員的腿後肌群會有習慣性撕裂或拉傷。

　　股四頭肌（四頭肌、大腿肌）包含了股直肌、股外側肌、股間肌和股內側肌，位於大腿的前側。它們負責延伸膝蓋，對於站立、行走、爬樓梯和跑步等動作都至關重要。就像腿後肌群一樣，很容易因為大量跑步的運動而受傷。股四頭肌也可能因為搬運過重的物品而受傷。

　　在腿後肌群和股四頭肌間，髂脛束（iliotibial或IT band）位於大腿側邊並連結臀部和膝蓋。這條韌帶會因為過度步行、跑步或來回爬樓梯等繃緊或受傷。若過度久坐，尤其又邊翹二郎腿時，這條韌帶也會繃緊。

　　大腿疼痛也可能是因為下背轉移過去的疼痛，像是坐骨神經痛。坐骨神經貫穿整條大腿，如果坐骨神經遭壓迫或發炎，可能導致整條大腿產生劇痛。

ST32 伏兔 Crouching Rabbit

取穴位置：大腿前側，從膝蓋骨上方外側的邊角到髖關節間約三分之一的距離。

影響肌肉：股外側肌、股直肌、股間肌。

適用時機：處置大腿前側股四頭肌外側的疼痛。

施行方式：施行中或強罐法十到十五分鐘。處理急性或嚴重疼痛的時候可使用力道較強的吸力，而和緩或慢性疼痛的話使用較弱程度的吸力。因為這些部位有許多肌肉和脂肪，弱罐法可能效果不明顯。使用閃罐法能快速緩解大腿疼痛，而沿股四頭肌上下施行走罐法可以紓緩大腿前側的疼痛。

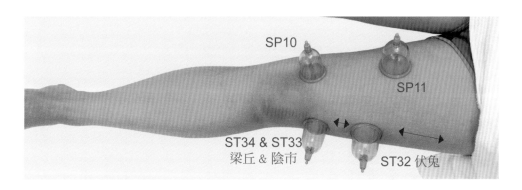

ST33 陰市 Yin Market

取穴位置：大腿前側，從膝蓋骨上方外側的邊角往上約四指寬（或大約三吋），或約略在梁丘（ST34）上方一吋處。

影響肌肉：股外側肌、股直肌、股間肌。

適用時機：處置大腿前側股四頭肌外側的疼痛。

施行方式：施行中或強罐法十到十五分鐘。處理急性或嚴重疼痛的時候可使用力道較強的吸力，而和緩或慢性疼痛的話使用較弱程度的吸力。因為這些部位有許多肌肉和脂肪，弱罐法可能效果不明顯。使用閃罐法能快速緩解大腿疼痛，而沿股四頭肌上下施行走罐法可以紓緩大腿前側的疼痛。

ST34 梁丘 Ridge Mound

取穴位置：大腿前側，從膝蓋骨上方外側的邊角往上約三指寬（或大約兩吋）處。

影響肌肉：股外側肌。

適用時機：處置大腿前側股四頭肌外側的疼痛。

施行方式：施行弱、中或強罐法十到十五分鐘。處理急性或嚴重疼痛的時候可使用力道較強的吸力，而和緩或慢性疼痛的話使用較弱程度的吸力。使用閃罐法能較快緩解大腿疼痛。

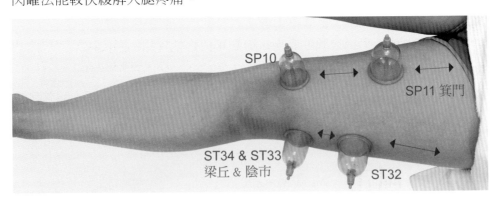

SP11 箕門 Winnower Gate

取穴位置：大腿前側，從膝蓋骨上方內側的邊角到髖關節間約三分之一的距離。

影響肌肉：股內側肌、縫匠肌。

適用時機：處置大腿前側股四頭肌內側的疼痛。

施行方式：施行中或強罐法十到十五分鐘。處理急性或嚴重疼痛的時候可使用力道較強的吸力，而和緩或慢性疼痛的話使用較弱程度的吸力。因為這些部位有許多肌肉和脂肪，弱罐法可能效果不明顯。使用閃罐法能快速緩解大腿疼痛，而沿股四頭肌上下施行走罐法可以紓緩大腿前側的疼痛。

SP10 血海 Sea of Blood

取穴位置：大腿前側，從膝蓋骨上方內側的邊角往上約三指寬（或大約兩吋）。

影響肌肉：股內側肌。

適用時機：處置大腿前側股四頭肌內側的疼痛。

施行方式：施行中或強罐法十到十五分鐘。處理急性或嚴重疼

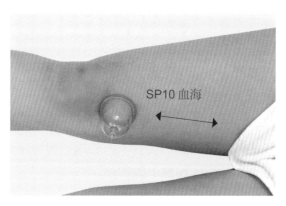

SP10 血海

痛的時候可以使用力道較強的吸力，而和緩或慢性疼痛的話使用較弱程度的吸力。因為這些部位有許多肌肉和脂肪，弱罐法可能效果不明顯。使用閃罐法能快速緩解大腿疼痛，而沿股四頭肌上下施行走罐法可以紓緩大腿前側的疼痛。

GB31 風市 Wind Market

取穴位置：大腿側面，從橫向膕窩（膝窩）的外側終端上方到股骨大轉子（trochanter）間約三分之一的距離。

影響肌肉：股二頭肌、髂脛束、股外側肌。

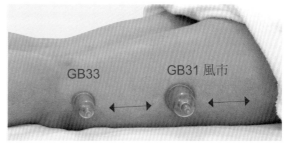

GB33　　　　GB31 風市

適用時機：處置在大腿側邊的髂脛束的疼痛。

施行方式：施行弱、中或強罐法十到十五分鐘。處理急性或嚴重疼痛的時候可使用力道較強的吸力，而和緩或慢性疼痛的話使用較弱程度的吸力。使用閃罐法能快速緩解大腿疼痛，而沿髂脛束上下施行走罐法可以紓緩大腿側面疼痛。

GB33 膝陽關 Knee Yang Gate

取穴位置：大腿側面，從橫向膕窩（膝窩）的外側終端往上約三指寬（或大約兩吋）。

影響肌肉：股二頭肌、髂脛束、股外側肌。

適用時機：處置在大腿側邊的髂脛束的疼痛。

施行方式：施行弱、中或強罐法十到十五分鐘。處理急性或嚴重疼痛的時候可使用力道較強的吸力，而和緩或慢性疼痛的話使用較弱程度的吸力。使用閃罐法能快速緩解大腿疼痛，而沿髂脛束上下施行走罐法可以紓緩大腿側面疼痛。

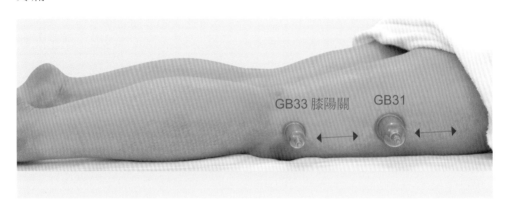

BL40 委中 Bend Middle

取穴位置：膕窩（膝蓋後方的凹折處）中央

影響肌肉：半膜肌、股二頭肌。

適用時機：處置大腿後側的腿後肌群疼痛。

施行方式：施行弱或中罐法十到十五分鐘。處理急性或嚴重疼痛的時候可使用力道較強的吸力，而和緩或慢性疼痛的話使用較弱程度的吸力。使用閃罐法能快速緩解大腿疼痛，而沿腿後肌群上下施行走罐法可以紓緩大腿後側的疼痛。

BL36 承扶 Supporter

取穴位置：大腿後側，臀肌凹折處（臀部與大腿交界處的彎折處）中央。

影響肌肉：臀大肌、半腱肌、股二頭肌。

適用時機：處置大腿後側的腿後肌群疼痛。

施行方式：施行中或強罐法十到十五分鐘。處理急性或嚴重疼痛的時候可使用力道較強的吸力，而和緩或慢性疼痛的話使用較弱程度的吸力。因為這些部位有許多肌肉和脂肪，弱罐法可能效果不明顯。使用閃罐法能快速緩解大腿疼痛，而沿腿後肌群上下施行走罐法可以紓緩大腿後側的疼痛。

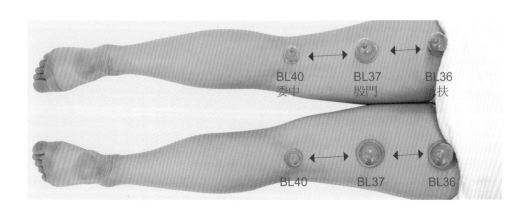

BL37 殷門 Gate of Abundance

取穴位置：大腿後側，在承扶（BL36）和委中（BL40）兩個穴道中間。

影響肌肉：股二頭肌、半膜肌、半腱肌。

適用時機：處置大腿後側的腿後肌群疼痛。

施行方式：施行中或強罐法十到十五分鐘。處理急性或嚴重疼痛的時候可使用力道較強的吸力，而和緩或慢性疼痛的話使用較弱程度的吸力。因為這些部位有許多肌肉和脂肪，弱罐法可能效果不明顯。使用閃罐法能快速緩解大腿疼痛，而沿腿後肌群上下施行走罐法可以紓緩大腿後側的疼痛。

膝蓋疼痛

韌帶撕裂傷和半月軟骨板（簡稱半月板）破裂是最普遍的運動傷害，其中又以前十字韌帶（anterior cruciate ligament，ACL）損傷為最常見的運動傷害之一。其他較少見的韌帶損傷有後十字韌帶（posterior cruciate ligament，PCL）、橈外韌帶（LCL）和尺內韌帶（MCL）。雖然拔罐無法修復韌帶或半月板的撕裂傷，但有助於減輕該區域的疼痛和發炎情形。撕裂傷需要靠手術修復，但接受膝蓋手術之後，拔罐可以幫助運行氣、血和養分到該區域，同時分解疤痕組織和血塊。同樣地，在骨折或脫臼的復原時期，拔罐有助於減輕疼痛和發炎情形，同時為該區域帶來養分，以利康復。

膝蓋的關節炎是另一項常見的膝蓋疼痛原因。類風濕關節炎是自體免疫疾病導致的，這種疾病會讓人體攻擊關節。拔罐有助於清除炎性物質，而此物質會傳遞讓人體攻擊膝蓋的訊號。痛風性關節炎則歸因於體內尿酸的積累，並在關節內和周遭產生結晶，使關節發炎和疼痛。拔罐可以幫助促進循環，排出該區域的尿酸，並減輕發炎情形。骨關節炎則是因為關節磨損。雖然一旦關節退化，就無法修復，但拔罐能透過減輕該區域的發炎情形和疼痛，避免損害擴大。

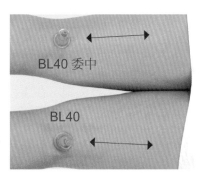

BL40 委中 Bend Middle

取穴位置：膕窩（膝蓋後方的凹折處）中央。

影響肌肉：半膜肌、股二頭肌、蹠肌、腓腸肌。

適用時機：處置膝蓋後方的疼痛。

施行方式：施行弱或中罐法十到十五分鐘。處理急性或嚴重疼痛的時候可使用力道較強的吸力，而和緩或慢性疼痛的話使用較弱程度的吸力。施行閃罐法以較快速緩解膝蓋疼痛，並沿著腿後肌群上下施行走罐法。

SP10 血海 Sea of Blood

取穴位置：從膝蓋骨上方內側的邊角往上約三指寬（或大約兩吋）。

影響肌肉：股內側肌。

適用時機：處置膝蓋前方、上方或內側等地方的疼痛

施行方式：施行弱、中或強罐法十

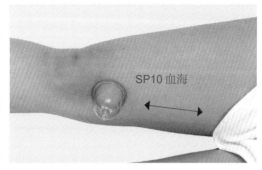

到十五分鐘。處理急性或嚴重疼痛的時候可使用力道較強的吸力，而和緩或慢性疼痛的話使用較弱程度的吸力。施行閃罐法以較快速緩解膝蓋疼痛，並沿著股四頭肌上下施行走罐法。

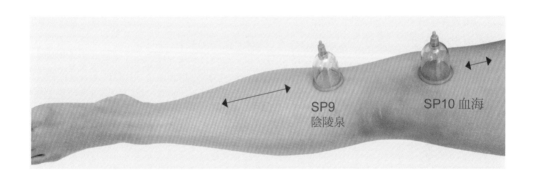

SP9 陰陵泉 Yin Mound Spring

取穴位置：在脛骨內髁正下方和後側的凹陷處。

影響肌肉：腓腸肌、比目魚肌。

適用時機：處置膝蓋前方、下方或內側等地方的疼痛。

施行方式：施行弱、中或強罐法十到十五分鐘。處理急性或嚴重疼痛的時候可使用力道較強的吸力，而和緩或慢性疼痛的話使用較弱程度的吸力。施行閃罐法以較快速緩解膝蓋疼痛，並沿著腿部前側上下施行走罐法。

ST34 梁丘 Ridge Mound

取穴位置： 從膝蓋骨上方外側的邊角往上三指寬（或大約兩吋）。

影響肌肉： 股外側肌。

適用時機： 處置膝蓋前方、上方或外側等地方的疼痛。

施行方式： 施行弱、中或強罐法十到十五分鐘。處理急性或嚴重疼痛的時候可使用力道較強的吸力，而和緩或慢性疼痛的話使用較弱程度的吸力。使用閃罐法和走罐法可以更快速緩解膝蓋疼痛。

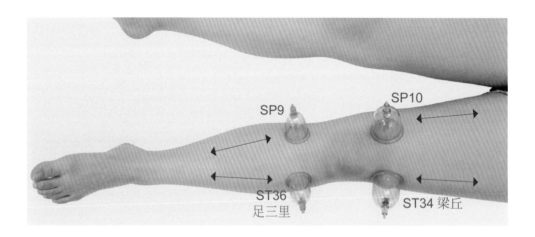

ST36 足三里 Leg Three Miles

取穴位置： 在膝蓋骨下方外側的邊角往下四指寬（或大約三吋），或是在脛骨（tibia或稱shinbone）側邊一拇指寬（或一吋）處。

影響肌肉： 脛前肌、伸趾長肌。

適用時機： 處置膝蓋前方、下方或側邊的疼痛。可以在腿部任一區域有疼痛、緊繃或無力等狀況時施行。

施行方式： 施行弱、中或強罐法十到十五分鐘。處理急性或嚴重疼痛的時候可使用力道較強的吸力，而和緩或慢性疼痛的話使用較弱程度的吸力。使用閃罐法和走罐法可以更快速緩解膝蓋疼痛。

EM41 鶴頂 Crane's Summit

取穴位置：在膝蓋骨（patella或稱kneecap）上方邊界中央的正上方凹陷處。

影響肌肉：股直肌、股間肌。

適用時機：處置膝蓋前方和上方的疼痛。

施行方式：施行弱、中或強罐法十到十五分鐘。處理急性或嚴重疼痛的時候可使用力道較強的吸力，而和緩或慢性疼痛的話使用較弱程度的吸力。使用閃罐法能較快緩解膝蓋疼痛。

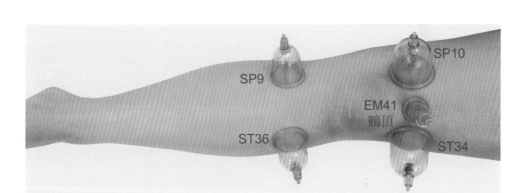

小腿疼痛

　　小腿疼痛的一項主因是頻繁行走或跑步，包含大量上述兩項動作的活動。人們常常穿著缺乏適當支撐腳踝和足弓的鞋子。所以更容易發生扭傷腳踝或其他相關的傷害。不舒服的鞋子也會讓行走不正確破壞走路姿勢，使整個身體偏離平衡，導致各式各樣的關節或肌肉疼痛，如果平衡嚴重偏離就會受傷。

　　一項常見的小腿損傷是小腿肚（腓腸肌）拉傷，通常是體能活動或是運動造成。所以在活動前和後都要拉筋，是避免受傷很重要的方式。如果不拉筋的話，連結腓腸肌於腳跟的阿基里斯腱（跟腱，Achilles tendon）也很容易受傷，可能導致肌腱炎或撕裂傷，以及腳跟或足部疼痛。

　　另外一種類型的小腿疼痛是腿部抽筋，可能因運動過度、喝太少水、大量排汗後電解質流失或運動前後沒有拉筋而導致。在傳統中醫裡，抽筋在貧血患者身上很常見。因為小腿距離心臟很遠，且身體內沒有足夠血液來為小腿肌肉提供養分，該處肌肉會變得營養不良，還會突然繃緊，導致抽筋。

BL40 委中 Bend Middle

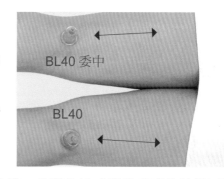

取穴位置：膕窩（膝蓋後方的凹折處）中央。

影響肌肉：半膜肌、股二頭肌、蹠肌、腓腸肌、膕肌。

適用時機：處置小腿肚疼痛或緊繃。

施行方式：施行弱或中罐法十到十五分鐘。處理急性或嚴重疼痛的時候可使用力道較強的吸力，而和緩或慢性疼痛的話使用較弱程度的吸力。沿小腿肚上下使用走罐法以利緩解小腿肚疼痛，並施行閃罐法以更快紓緩小腿肚疼痛。

BL57 承山 Mountain Support

取穴位置：在膝蓋和腳踝之間，在腓腸肌兩端間的中央。

影響肌肉：腓腸肌、比目魚肌、脛後肌、屈趾長肌、屈拇長肌、蹠肌。

適用時機：處置小腿肚疼痛或緊繃。

施行方式：施行弱、中或強罐法十到十五分鐘。處理急性或嚴重疼痛的時可使用力道較強的吸力，而和緩或慢性疼痛的話使用較弱的吸力。沿小腿肚上下使用走罐法以利緩解小腿肚疼痛，並施行閃罐法以更快紓緩小腿肚疼痛。

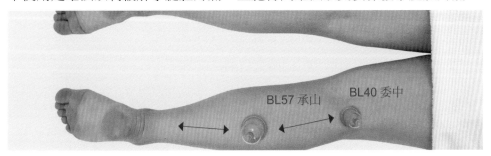

ST36 足三里 Leg Three Miles

取穴位置：在膝蓋骨下方外側的邊角往下四指寬（或大約三吋），或是在脛骨側邊一拇指寬（或一吋）處。

影響肌肉：脛前肌、伸趾長肌。

適用時機：處置脛骨外側的肌肉疼痛或緊繃。可以在腿部任一區域有疼痛、緊繃或無力等狀況時施行。

施行方式：施行弱、中或強罐法十到十五分鐘。處理急性或嚴重疼痛的時候可使用力道較強的吸力，而和緩或慢性疼痛的話使用較弱程度的吸力。在腿部前側上下施行走罐法以處理小腿疼痛，並使用閃罐法以更快緩解小腿痛。

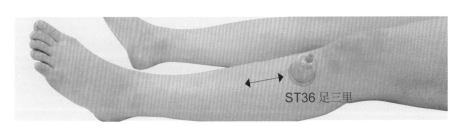

ST39 下巨虛 Lower Great Hollow

取穴位置：膝蓋骨下方側邊到腳踝的中點，其下方一拇指寬（或約一吋）處。

影響肌肉：脛前肌、伸趾長肌、伸拇長肌。

適用時機：處置脛骨外側的肌肉疼痛或緊繃。

施行方式：施行弱、中或強罐法十到十五分鐘。處理急性或嚴重疼痛的時候可使用力道較強的吸力，而和緩或慢性疼痛的話使用較弱程度的吸力。在腿部前側上下施行走罐法以處理小腿疼痛，並使用閃罐法以更快緩解小腿痛。

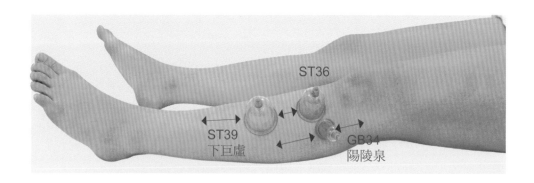

GB34 陽陵泉 Yang Mound Spring

取穴位置：在腓骨頂端前方下側的凹陷處。

影響肌肉：腓骨長肌、腓骨短肌。

適用時機：處置小腿側邊的肌肉疼痛或緊繃，以及腓骨延伸的肌肉束。

施行方式：施行弱、中或強罐法十到十五分鐘。處理急性或嚴重疼痛的時候可使用力道較強的吸力，而和緩或慢性疼痛的話使用較弱程度的吸力。在腿部外側上下施行走罐法以處理小腿疼痛，並使用閃罐法以更快緩解小腿痛。

腳踝疼痛

　　最常見的腳踝疼痛成因是扭轉或翻滾自己的踝部，造成扭傷。扭傷是指連結兩段骨頭的韌帶受傷。當踝部翻滾或扭轉時，可能導致韌帶過度伸展或撕裂。腳踝扭傷有兩種主要類型：外翻（eversion）和內翻（inversion）。當腳部外側發生翻轉時，造成內翻或外踝扭傷，而當翻轉到的是腳部內側，則造成外翻或內踝扭傷。若扭傷嚴重，還可能導致關節中某部分的骨頭骨折。只要扭傷一次，未來就更可能再次扭傷。為了避免上述狀況，請確保穿著的鞋子舒適又合腳，且對於腳踝和足弓有足夠支撐。有扁平足或高足弓的人可能更容易扭傷腳踝，所以需要矯正鞋墊來校正足弓。

GB40 丘墟　Hill Ruins

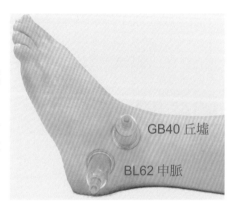

取穴位置：外踝前下方的凹陷處。
影響肌腱／韌帶：腓骨長肌、腓骨短肌。
適用時機：處置腳踝外側的疼痛、扭傷或勞損。
施行方式：施行弱或中罐法十到十五分鐘。這個部位的肉沒有很多，所以不要使用強罐法。

BL62 申脈　Extending Vessel

取穴位置：外踝正下方的凹陷處。
影響肌腱／韌帶：腓骨長肌、腓骨短肌。
適用時機：處置腳踝外側的疼痛、扭傷或勞損。
施行方式：施行弱或中罐法十到十五分鐘。這個部位的肉沒有很多，所以不要使用強罐法。

SP5 商丘 Shang Hill

取穴位置：內踝前下方的凹陷處。

影響肌腱／韌帶：脛前肌。

適用時機：處置腳踝內側的疼痛、扭傷或勞損。

施行方式：施行弱或中罐法十到十五分鐘。這個部位的肉沒有很多，所以不要使用強罐法。

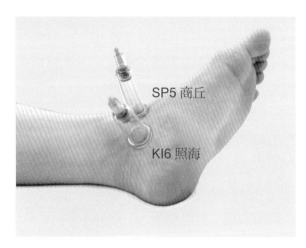

SP5 商丘

KI6 照海

KI6 照海 Shining Sea

取穴位置：內踝正下方的凹陷處。

影響肌腱／韌帶：脛前肌。

適用時機：處置腳踝內側的疼痛、扭傷或勞損。

施行方式：施行弱或中罐法十到十五分鐘。這個部位的肉沒有很多，所以不要使用強罐法。

CHAPTER
06

其他症狀的處置

拔罐在中醫裡，不只用於處置疼痛。它是行醫者用來處置幾乎所有疾病的一種基礎方式。當人體體內失衡、致病原侵入或其中一個器官運作不正常、低效時，就會患病。拔罐有助於回復體內均衡、袪除致病原和毒素，以及調節與滋養臟腑。它可能無法治癒疾病，但視疾病的根源為何，拔罐可以幫助身體修復。

　　接下來我會列出一些普遍的日常疾病，若症狀或病原不是太嚴重，那拔罐就有助於緩解這些疾病。

　　我也會提及抗老和養顏、消化、婦科困擾、呼吸道問題、感染和心理問題。

　　若這些病況的症狀很嚴重或幾天後還是不見好轉，請尋求專業醫師的適當診治。這本書不是用來讓個人自行判斷病況。每種疾病的致病原因有很多可能是拔罐無法起作用的，或是需要由受過更專業訓練的行醫者來進行拔罐才有效，所以若您有任何疑問，請務必去看醫生。

紋路

適用 時機	橘皮組織 伸展紋 皺紋

1 橘皮組織

脂肪組織散佈不平均所導
致的皮膚紋路。拔罐可以
有效消除橘皮組織。

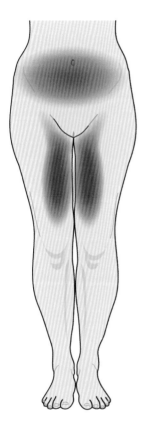

2 伸展紋

身體成長速度大於
皮膚所能承受程度
時，所會出現的紋
路。皮膚會因而破
裂並產生疤痕狀的
組織。

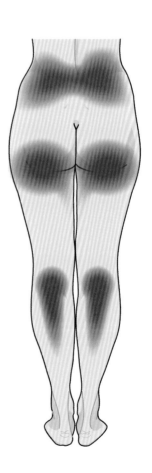

3 皺紋

皮膚的支持結構、膠原
蛋白和結締組織的再生
速度變慢，肌膚失去彈
性、鬆弛，出現皺紋。

橘皮組織 Cellulite

　　橘皮組織是由脂肪組織散布不平均導致的皮膚紋路，並不是一種疾病，它很正常且普遍。它通常在脂肪較多的部位出現 —— 大腿、臀部、骨盆、腹部、手臂或胸部。年紀漸長，因為肌膚喪失彈性，橘皮組織越可能出現。

　　拔罐可以有效治療橘皮組織。橘皮組織可能是由於不良的淋巴引流引起的，非常適合施行走罐法。拔罐也可以將血液和養分帶進這個區域，有助於肌膚變得健康和緊實。拔罐也可以刺激膠原蛋白形成，緊緻肌膚和減少橘皮組織出現。

處置部位：將罐具置於橘皮組織所在之處，可能是大腿、臀、腰、腹、手臂或胸上。沒有專門處置橘皮組織的穴道。

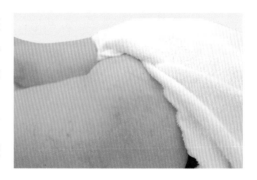

施行方式：在有橘皮組織的地方使用走罐法。對較小範圍、較多骨頭或較少肌肉與脂肪的區域使用輕度到中度程度的吸力，而在較大範圍和有較多肌肉與脂肪的部位使用較強程度的吸力。用意不在拔出罐痕，而是分解脂肪。每個區域**以適當的速度移動罐具五分鐘**。這個處置可以每天施行，而且效果立竿見影，但維持時間需視橘皮組織的嚴重程度，可能兩到三週的時間。

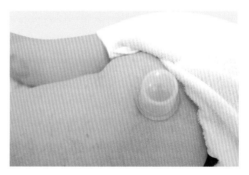

伸展紋(妊娠紋) Stretch Mark

　　伸展紋是當身體成長的速度大於皮膚能承受的程度時所出現的紋路，皮膚會因而破裂且產生疤痕狀組織。它們在傾向較會經歷快速體重增減的區域出現，通常是腹部、胸部、腰、臀和大腿。在女性經歷快速增重的懷孕期間和產後則非常普遍。在青春期時，也可能因為快速成長而產生伸展紋。伸展紋是自然產生的，但有些人可能認為它不雅觀而感到不自在。拔罐可以分解形成伸展紋的疤痕，增進血液循環並促進膠原蛋白產生。

處置部位：將罐具置於伸展紋所在之處，可能是腹部、胸部、腰、臀或大腿。沒有專門處置伸展紋的穴道。

施行方式：在有伸展紋的地方使用走罐法。對較小範圍、較多骨頭或較少肌肉與脂肪的區域使用輕度到中度程度的吸力，而在較大範圍和有較多肌肉與脂肪的部位使用較強程度的吸力。用意不在拔出罐痕，而是分解造成伸展紋的疤痕組織。**以畫圈方式在伸展紋上移動罐具，每個區域五分鐘。**這個處置可以每天施行，而且效果立竿見影，但維持時間需視伸展紋的嚴重程度，可能兩到三週的時間。

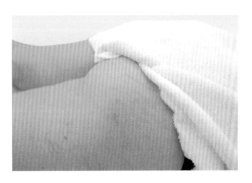

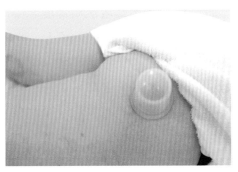

抗老／皺紋 Anti-Aging and Wrinkles

　　在歷史上，一直以來男性或女性都希望能看起來年輕。大部分抗老和美容產品都以向女性行銷為主，但針對男性的抗老產業正快速成長。根據傳統中醫，老化是自然過程，一個人的生活型態、飲食習慣和健康狀態都會有影響。負責成長和發展最主要的器官是腎臟，所以會耗損腎臟的行為或食物會加速老化。

　　皺紋生成的原因全部歸究於身體，尤其是皮膚，能夠自我再生。隨著年齡增長，支持結構、膠原蛋白和結締組織的皮膚的再生速度會變慢，所以肌膚會開始師父彈性、鬆弛，出現皺紋。

　　拔罐不只可以用來撫平皺紋，還可以為肌膚的細胞帶來血流、營養拔罐也有助於增進人體整體的健康，讓肌膚看起來更年輕健康。

處置部位：將罐具置於臉部或身體有皺紋的地方。無專門處置皺紋的穴道。

施行方式：在有皺紋的地方使用走罐法。一般來說，需使用為臉部設計的罐具，是種小型矽膠材質罐具。在臉部範圍使用輕度負壓。而在身體其他區域使用略強一點的吸力。用意不在拔出罐痕，而是將養分帶到這些區域，幫助膠原蛋白形成。**以畫圈方式在皺紋上移動罐具，每個區域五分鐘。**這個處置可以每天施行，而且效果立竿見影，但維持時間隨年齡和皺紋深度而有不同，可能維持兩到三週的時間。

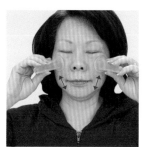
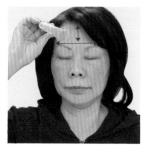
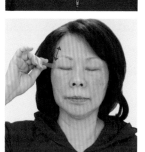
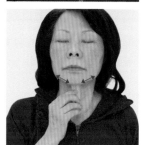

腸胃不適

適用
時機

腹部脹氣	便秘
腹瀉	
食慾不振	

1 腹部脹氣

脹氣會帶來腹部鼓脹感，症狀由輕微到嚴重均可能發生，包括食慾不振或嘔吐。

2 腹瀉

多是短期症狀，成因包括腸胃炎、食物中毒、食物不耐症或腸躁症。

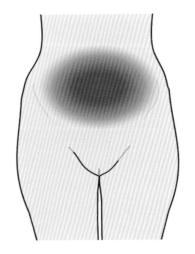

3 食慾不振

食慾不振起因大多無害，但有些也可能頗為嚴重。拔罐有助於提振食慾。

4 便秘

糞便乾燥且不易排出。熱性食物飲水不足可能使腸道乾燥，引起便秘。

腹部脹氣 Abdominal Bloating

　　脹氣代表一種鼓脹的感覺，從輕微到嚴重的不適感都可能發生。通常會發生在胃所在區域的腹部上緣（上腹部）、腹部下緣（下腹部）或整個腹部。若您某一項食物吃太多，或是吃到會引起您不耐症反應的食物，就可能發生急性腹痛。慢性或嚴重脹氣往往會造成不適和煩擾，導致食慾不振或嘔吐，若有這種情形最好尋求專業醫師的協助。

　　腹部脹氣可能是因為消化系統弱化、飲食過量、食物不耐症或過敏、胃炎（胃粘膜發炎）和便秘（詳見第九十七頁）。

CV12 中脘 Central Stomach

取穴位置：在人體前側的中線上，胸骨和肚臍的中間點。

適用時機：對大部分胃部周遭的脹氣類型都適合，因有助於消化和沿著消化道移動食物。

施行方式：施行弱或中罐法十到十五分鐘。順時針方向施行走罐法，幫助氣體、食物和廢物沿著消化道移動。

CV6 氣海 Sea of Qi

取穴位置：在人體前側的中線上，肚臍下方大約一拇指寬（或一點五吋）處。

適用時機：處置下腹部周圍的脹氣。幫助下腹部內的東西移動，且全面提昇人體機能。

施行方式：施行弱或中罐法十到十五分鐘。順時針方向施行走罐法，幫助氣體、食物和廢物沿著消化道移動。

ST25 天樞 Celestial Pivot

取穴位置：在肚臍兩側約三指寬（或大約兩吋）處。

適用時機：處置所有類型的脹氣，或整個腹部的脹氣症狀。對於因便秘造成的脹氣特別有效，因為能幫助腸子蠕動。

施行方式：施行弱或中罐法十到十五分鐘。順時針方向施行走罐法，幫助氣體、食物和廢物沿著消化道移動。

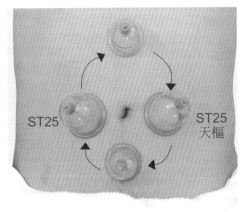

BL20 脾俞 Spleen Shu

取穴位置：在第十一胸椎（T11）棘突旁開一點五吋處。

適用時機：處置所有類型的脹氣，並強化消化系統。

施行方式：施行中罐法十到十五分鐘。向下施行走罐法，以利消化道運作。

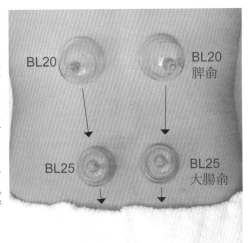

BL25 大腸俞 Large Intestine Shu

取穴位置：在第四腰椎（L4）棘突旁開一點五吋處。

適用時機：處置因便秘造成的脹氣。有助於腸子蠕動。

施行方式：施行中罐法十到十五分鐘。向下施行走罐法，以利消化道蠕動。

腹瀉 Diarrhea

　　大多數的腹瀉症狀是短期，只發生在生病、吃到引起消化系統不適的東西，或是不乾淨的食物時。然而有些人會持續腹瀉幾週、多個月，甚至數年。腹瀉可能帶來不便或尷尬的局面，但在開發中國家時則代表危險。造成的原因包括腸胃炎、食物中毒、食物不耐症（像是對乳製品）、腸躁症（IBS）、潰瘍性結腸炎（UC）和克隆氏症（局部性迴腸炎）。

　　從傳統中醫的觀點來看，這些原因都跟脾臟虛弱、肝臟、脾臟受濕邪侵襲或是吃太多易上火的食物有關。

CV12 中脘 Central Stomach

取穴位置：在人體前側的中線上，胸骨和肚臍的中間點。

適用時機：作為改善消化道系統的基礎穴位。

施行方式：施行弱或中罐法十到十五分鐘。逆時針方向施行走罐法，以減緩腸道蠕動，幫助止瀉。

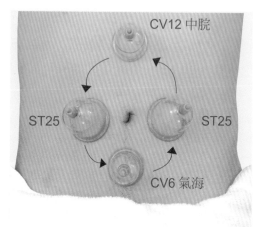

CV6 氣海 Sea of Qi

取穴位置：在人體前側的中線上，肚臍下方大約一拇指寬（或一點五吋）處。

適用時機：有助於強身健體。對於因消化不良產生的腹瀉特別有效。

施行方式：施行弱或中罐法十到十五分鐘。逆時針方向施行走罐法，以減緩腸道蠕動，幫助止瀉。

ST25 天樞 Celestial Pivot

取穴位置：在肚臍兩側約三指寬（或大約兩吋）處。

適用時機：處置所有大腸狀況，調節腸道和止瀉。

施行方式：施行弱或中罐法十到十五分鐘。逆時針方向施行走罐法，幫助消化道運行和止瀉。

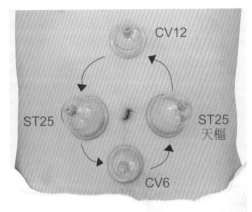

BL20 脾俞 Spleen Shu

取穴位置：在第十一胸椎（T11）棘突旁開一點五吋處。

適用時機：處置任何類型的腹瀉，特別是長期性的稀便。強化消化系統。

施行方式：施行弱或中罐法十到十五分鐘。由下往上施行走罐法，以利止瀉。

BL25 大腸俞 Large Intestine Shu

取穴位置：在第四腰椎（L4）棘突旁開一點五吋處。

適用時機：處置所有大腸狀況。幫助止瀉。

施行方式：施行弱或中罐法十到十五分鐘。由下往上施行走罐法，以利止瀉。

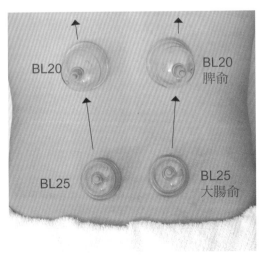

ST36 足三里 Leg Three Miles

取穴位置：在膝蓋骨下方外側的邊角往下四指寬（或大約三吋），或約在脛骨（tibia或稱shinbone）側邊一拇指寬（或一吋）處。

適用時機：有助於整體消化系統提昇機能。有助於止瀉。

施行方式：施行弱或中罐法十到十五分鐘。沿腿由下往上施行走罐法，以利止瀉。

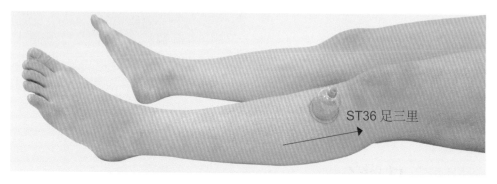

ST36 足三里

ST37 上巨虛 Upper Great Void

取穴位置：在足三里（ST36）下方四指寬處，或是脛骨外側一拇指寬（約一吋）處。

適用時機：處置所有大腸狀況。有助止瀉。

施行方式：施行弱或中罐法十到十五分鐘。沿腿由下往上施行走罐法，以利止瀉。

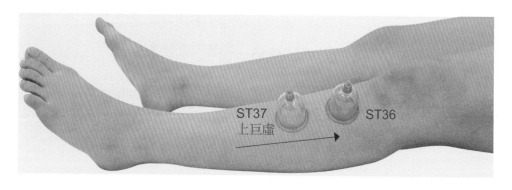

ST37 上巨虛　　　ST36

食慾不振 Poor Appetite

食慾不振或沒胃口代表厭食（不要與進食障礙、神經性厭食症混淆。）起因比較無害，但有些可能頗嚴重。某些造成食慾不振的元兇是急性感染、疼痛、壓力或情緒、慢性疾病、消化系統弱，代謝性疾病或藥物副作用。

根據傳統中醫，急性感染導致的食慾不振是因為風邪侵入，而拔罐可以幫助祛除風邪。疼痛造成的食慾不振，成因是氣血淤滯，拔罐對氣血運行很有效，能消除阻塞並止痛。壓力和情緒則會降低肝臟將氣血輸送至胃和脾的機能，讓人失去胃口；拔罐可促進體內氣血運行，撫慰肝臟，並安定心神。慢性疾病患者常感食慾不振；拔罐有助提振人體活力，強化虛弱的消化系統，同時加速消化道運行，提振食慾。

CV12 中脘 Central Stomach

取穴位置：在人體前側的中線上，胸骨和肚臍的中間點。
適用時機：作為改善消化道系統和食慾的基礎穴位。
施行方式：施行弱或中罐法十到十五分鐘。順時針方向施行走罐法加速消化。

CV6 氣海 Sea of Qi

取穴位置：在人體前側的中線上，肚臍下方約一拇指寬（或一點五吋）處。
適用時機：有助於強身健體。對有虛弱消化系統的人特別有效。
施行方式：施行弱或中罐法十到十五分鐘。順時針方向施行走罐法加速消化。

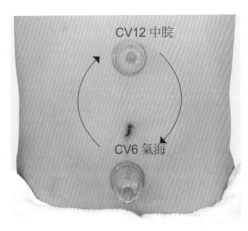

CV12 中脘

CV6 氣海

BL20 脾俞 Spleen Shu

取穴位置：在第十一胸椎（T11）旁開一點五吋處。

適用時機：作為強化消化道系統，幫助提振食慾的基礎穴位。

施行方式：施行弱或中罐法十到十五分鐘。

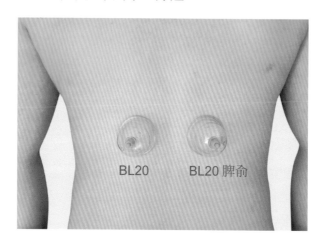

ST36 足三里 Leg Three Miles

取穴位置：在膝蓋骨下方外側的邊角往下四指寬（或大約三吋），或是在脛骨（tibia或稱shinbone）側邊約一拇指寬（或一吋）處。

適用時機：有助於整體消化系統提昇機能，提振食慾。

施行方式：施行弱或中罐法十到十五分鐘。

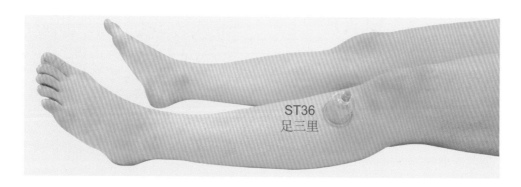

便秘 Constipation

　　每個人一生中或多或少都有過便秘（超過兩天未能排便）的困擾，但對有些人來說，便秘情況是長期性的，延續數年或甚至長達數十年。突發的案例，像是脫水、發燒或吃下特定的食物後，便秘症狀常會在幾天後緩解。然而，長期便秘的狀況很棘手且不易解決。

　　高蛋白和多脂肪且少纖維的飲食習慣常是導致便秘的原因。纖維可清潔大腸並增加糞便的體積，而脂肪和蛋白質會減緩體內代謝廢物通行腸道的速度，所以更多水份會被吸收，導致糞便變乾燥且不易排出。在傳統中醫裡，脂肪多和高蛋白質的食物被歸類為溫或熱性。熱性食物容易讓人體乾燥，這就是為什麼吃辣的食物可能會導致便秘。飲水不足或大量服用含利尿劑成分，像是咖啡或汽水，可能產生過多尿液，也可能讓體內和腸道乾燥，產生便秘情形。

　　缺乏運動也可能會引起便秘。運動，特別是增強肺或心功能的有氧運動，能讓人加速換氣。事實上，當我們呼吸時，橫隔膜的上下作用有助於腸道蠕動。在傳統中醫裡，肺部和大腸是被一起討論的臟腑。肺部將氣往下運行，幫助大腸運作。將糞便排出體外，就需要氣往下運行。所以若肺部虛弱，就可能同時有便秘的情形。

　　有時候，在有壓力的狀況下，比如旅行時，也會便秘。以傳統中醫的論點來看，這是壓力對肝臟造成的負面影響，因為肝臟負責氣在體內的運行，幫助脾臟進行消化。當人感受到壓力時，肝臟就不能順暢地運行氣，導致腸道蠕動速度放緩。其他的情緒，像是悲痛或是憂傷，在傳統中醫的論點裡則是會影響肺部。同樣地，對肺部產生不良影響時，就無法幫助大腸向下運氣。

CV12 中脘 Central Stomach

取穴位置：在人體前側的中線上，胸骨和肚臍的中間點。

適用時機：作為改善消化系統的基礎穴位，可幫助消化道蠕動，特別是胃和橫結腸。

施行方式：施行中罐法十到十五分鐘。順時針方向施行走罐法，幫助廢物沿著消化道移動和加快腸道蠕動速度。

CV6 氣海 Sea of Qi

取穴位置：在人體前側的中線上，肚臍下方約一拇指寬（或一點五吋）處。

適用時機：幫助下腹部運行並促進腸道蠕動。

施行方式：施行中罐法十到十五分鐘。順時針方向施行走罐法，幫助消化道運行和加快腸道蠕動速度。

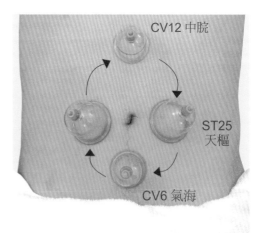

ST25 天樞 Celestial Pivot

取穴位置：在肚臍兩側約三指寬（或大約兩吋）處。

適用時機：處置所有大腸狀況，調整腸道和促進腸道蠕動。

施行方式：施行中罐法十到十五分鐘。順時針方向施行走罐法，幫助消化道運行和加快腸道蠕動速度。

BL20 脾俞　Spleen Shu

取穴位置：在第十一胸椎（T11）棘突旁開一點五吋處。

適用時機：處置任何類型的便秘，特別是沒有排便感覺的情況。

強化消化系統，特別是蠕動緩慢或消化不良的情況。

施行方式：施行中罐法十到十五分鐘。向下施行走罐法，以利消化道運作。

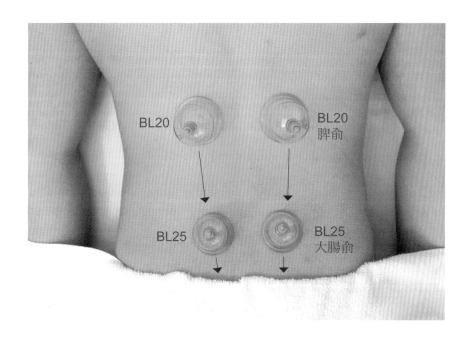

BL25 大腸俞　Large Intestine Shu

取穴位置：在第四腰椎（L4）棘突旁開一點五吋處。

適用時機：處置所有大腸狀況，有助腸道蠕動。

施行方式：施行中罐法十到十五分鐘。向下施行走罐法，以利消化道運作。

ST36 足三里 Leg Three Miles

取穴位置：在膝蓋骨下方外側的邊角往下四指寬（或大約三吋），或是在脛骨（tibia或稱shinbone）側邊一拇指寬（或一吋）處。

適用時機：有助於整體消化系統提昇機能。可幫助消化系統運行和促進腸道蠕動。

施行方式：施行中罐法十到十五分鐘。沿小腿向下施行走罐法，以利消化道運作。

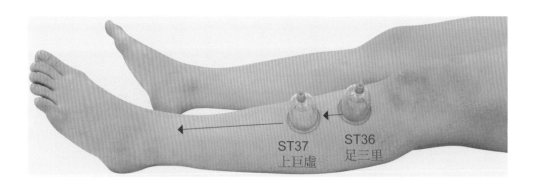

ST37 上巨虛 Upper Great Void

取穴位置：在足三里（ST36）下方四指寬（或大約三吋）處，或是脛骨外側一拇指寬（或一吋）處。

適用時機：處置所有大腸狀況。可幫助消化系統運行和促進腸道蠕動。

施行方式：施行中罐法十到十五分鐘。沿小腿向下施行走罐法，以利消化道運作。

03 女性荷爾蒙

婦科問題

適用時機	週期異常 痛經 不孕症	更年期症候群

1 週期異常

週期異常可能表示激素失衡，拔罐有助調節體內狀況，讓週期再次規律。

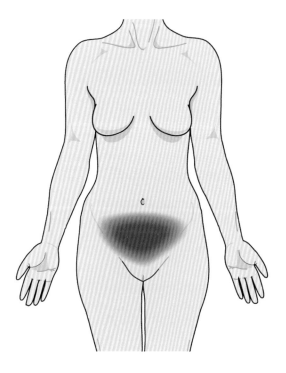

2 痛經

痛經最主要的症狀是下腹疼痛或痙攣，拔罐可推散淤滯處並緩解疼痛。

3 不孕症

女性不孕症成因眾多且複雜，其中一項是荷爾蒙失調，會引發許多問題。經由婦產科醫師準確診斷很重要，否則無法對症下藥。

4 更年期症候群

許多女性深受更年期症候群（熱潮紅、夜間盜汗、失眠和情緒波動）所苦。拔罐可調節身體，幫助女性面對更年期症狀。

月經週期異常 Irregular Menstruation

月經週期異常可能代表的是體內失衡，像是雌激素和黃體素的失調。這可能是由於節育（透過調整雌激素和孕激素）、多囊卵巢綜合症（PCOS）、甲狀腺疾病和子宮肌瘤（息肉）引起的。拔罐有助於調節體內失衡狀況，讓月經週期再次規律。

根據傳統中醫的理論，月經週期異常可能是因為工作過量且休息不足，如此會導致元氣耗損和隨時間過去而逐漸體虛。當脾臟虛弱時，就不能控制血流運行，讓血液過早流離。拔罐可以強化人體和脾臟。

三餐不規律，像是吃不夠或不夠營養，也會傷害和耗弱脾臟，導致月經提早。若是吃太多熱性食物，比方說辛辣食物，可能導致體內上火。上火會讓血流速度變快又急，讓血流容易衝破血管，導致月事提早。寒性食物，比方說生食或冷藏食品、冷飲，可能導致體內虛寒，降低循環和月事延遲。拔罐也可以強化脾臟，同時祛除火或寒的致病原。

情緒上的壓力、憤怒或沮喪可能導致肝臟不正常運作。肝臟據稱是帶動氣在體內的循環，而氣的運行又牽動血流。肝血則是經血的來源。若肝過勞，氣血無法運行，則會延遲月事。拔罐對行氣活血很有效，能幫助調節月經規律。

慢性疾病也可能導致身體變得虛弱。特別會影響到腎臟，主管月經的器官。所以若腎臟疲弱，月經就會不規律。拔罐有助於滋養和強化腎臟，幫助穩定月事。

CV4 關元 Origin Pass

取穴位置：在下腹部前側的中線上，恥骨上方三指寬（或約兩吋）處。

適用時機：任何類型的月經週期異常。

施行方式：施行中或強罐法十到十五分鐘。若月事延遲，往恥骨方向下移施行走罐法，若月事常提早來潮，則在月經開始一週前，使用走罐法朝肚臍方向上移。

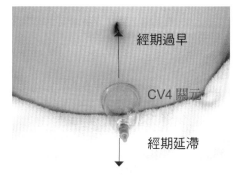

經期過早

CV4 關元

經期延滯

EM18 子宮 Child Palace

施行位置：在關元（CV4）兩側四指寬（或約三吋），下方一拇指寬（或一吋）處。

適用時機：任何類型的月經週期異常。

施行方式：施行中或強罐法十到十五分鐘。若月事延遲，往恥骨方向下移施行走罐法，若月事常提早來潮，則在月經開始一週前，使用走罐法朝肚臍方向上移。

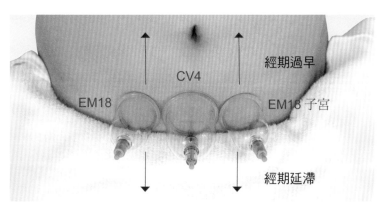

經期過早

CV4

EM18

EM18 子宮

經期延滯

SP10 血海 Sea of Blood

取穴位置：從膝蓋骨上方內側的邊角往內側向上約三指寬（或大約兩吋）。

適用時機：調節血液和所有類型的月經異常，但用來處置月事延遲同時會經痛的狀況較適合。

施行方式：施行中至強罐法十到十五分鐘。

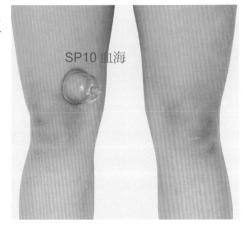

SP10 血海

SP6 三陰交 Three Yin Intersection

取穴位置：脛骨內緣後方，內踝頂端往上四指寬（或約三吋）處。

適用時機：所有類型的月經異常，但用來處置週期異常的狀況較適合。

施行方式：施行弱、中或強罐法十到十五分鐘。若月事延遲，朝膝蓋方向往上施行走罐法。

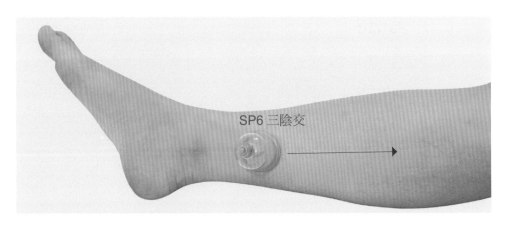

SP6 三陰交

BL18 肝俞 Liver Shu

取穴位置：在第九胸椎（T9）棘突旁開一點五吋處。

適用時機：處置所有類型的月經異常，但用來調理同時會經痛的月事延遲較適合。

施行方式：施行弱、中或強罐法十到十五分鐘。若月事延遲，沿著背部向下移施行走罐法；若月事傾向早到，則在月經開始一週前使用走罐法，方向改為朝上移動。

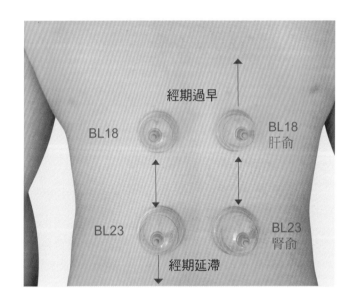

BL23 腎俞 Kidney Shu

取穴位置：在第二腰椎（L2）棘突旁開一點五吋處。

適用時機：任何類型的月經週期異常。

施行方式：施行弱、中或強罐法十到十五分鐘。若月事延遲，沿著背部向下移施行走罐法；若月事傾向早到，則在月經開始一週前使用走罐法。

經痛 Painful Menstruation

　　經痛或痛經（dysmenorrhea）通常發生在月經即將來潮之際。最主要的症狀是下腹部疼痛或痙攣；也有可能腰部（hip）、大腿內側，或下背部會感到疼痛，也可能同時有腹瀉、反胃、頭痛、乳房帳痛、食慾變化和情緒改變等情況。許多會痛經的女性發現她們並沒有一些潛在的病症。但是，常見原因可能包括子宮肌瘤、子宮內膜異位或盆腔炎。痛經的處置效果很有限。

　　根據傳統中醫，壓力和其他像是憤怒、憂慮、沮喪和焦慮等情緒會很大程度地影響到經痛與否。這些情緒會影響到肝臟，經血的來源處，其會將血輸送至子宮為排卵做準備。飽受壓力的肝臟是一個淤滯的肝臟，無法將氣血運送至子宮，造成疼痛。拔罐可以推散淤滯處並緩解疼痛。

　　另一項傳統中醫認為的因素是寒冷天氣或感到寒冷。寒致病原會從體表開口處進入女性身體內，像是肌膚毛孔，或是陰道。寒邪會使血管收縮並限制血液運行，從而引發疼痛。拔罐可以祛除寒邪、循環血液並止痛。

　　勞累過度或患有慢性疾病都會耗盡人體的氣血。要運行血液的話，就必須有氣，若沒有足夠的氣恰當地運行血液，血液可能會卡住，導致疼痛。拔罐可以運行血液並緩解疼痛。

　　過於頻繁的性行為也可能導致經痛。性行為會消耗主管生殖的腎臟的氣。腎臟也主管月經。若腎臟被過於頻繁的性行為所耗盡，它們就無法調控月經，導致疼痛。拔罐有助於調節月經，運行氣血和緩解疼痛。

CV4 關元 Origin Pass

取穴位置：在下腹部前側的中線上，恥骨上方三指寬（或約兩吋）處。

適用時機：任何類型的經痛。

施行方式：施行中或強罐法十到十五
分鐘。沿恥骨向下施行走罐法三至五
分鐘。在月經開始的五天前，到月經
開始後的前兩天間，每天施行。

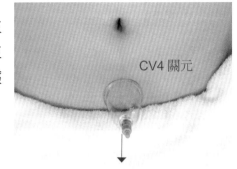

CV4 關元

EM18 子宮 Child Palace

施行位置：在關元（CV4）兩側四指寬（或約三吋），下方一拇指寬（或一
吋）處。

適用時機：任何類型的經痛。

施行方式：施行中或強罐法十到十五分鐘。沿恥骨向下施行走罐法三至五分
鐘。在月經開始的五天前，到月經開始後的前兩天間，每天施行。

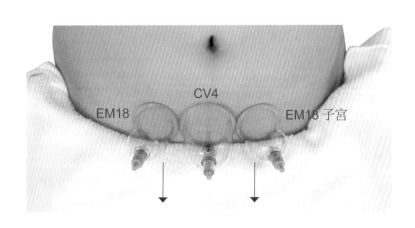

CV4

EM18

EM18 子宮

SP10 血海 Sea of Blood

取穴位置：從膝蓋骨上方內側的邊角往上約三指寬（或大約兩吋）。

適用時機：任何類型的經痛。

施行方式：施行中或強罐法十到十五分鐘。沿大腿內側向上施行走罐法三至五分鐘。在月經開始的五天前，到月經開始後的前兩天間，每天施行。

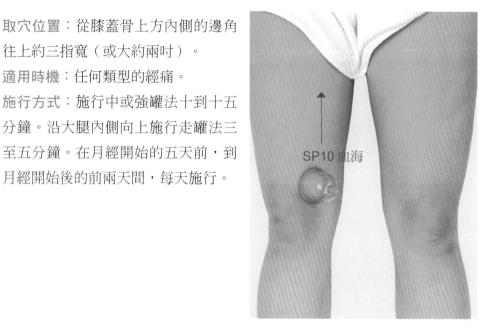

SP10 血海

SP6 三陰交 Three Yin Intersection

取穴位置：脛骨內緣後方，內踝頂端往上四指寬（或約三吋）處。

適用時機：任何類型的經痛。

施行方式：施行弱、中或強罐法十到十五分鐘。沿小腿肚向上施行走罐法三至五分鐘。在月經開始的五天前，到月經開始後的前兩天間，每天施行。

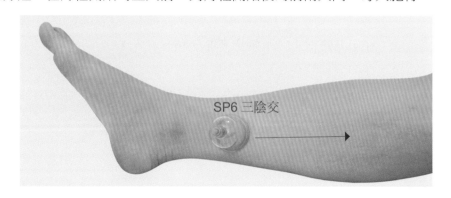

SP6 三陰交

BL18 肝俞 Liver Shu

取穴位置：在第九胸椎（T9）棘突旁開一點五吋處。

適用時機：任何類型的經痛。

施行方式：施行中或強罐法十到十五分鐘。沿背部向下施行走罐法三至五分鐘。在月經開始的五天前，到月經開始後的前兩天間，每天施行。

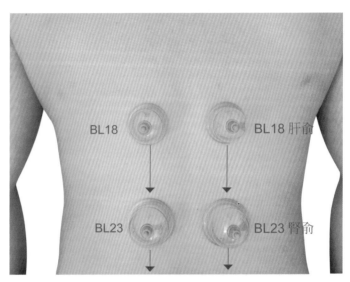

BL23 腎俞 Kidney Shu

取穴位置：在第二腰椎（L2）棘突旁開一點五吋處。

適用時機：任何類型的經痛。

施行方式：施行中或強罐法十到十五分鐘。沿背部向下施行走罐法三至五分鐘。在月經開始的五天前，到月經開始後的前兩天間，每天施行。

不孕症　Infertility

　　隨著年歲漸增，不孕的可能性也跟著提高。約一半的不孕症是因為女性伴侶，而另一半則歸因於男性伴侶，但女性較男性更可能接受檢測並尋求處置。這本書僅會討論女性不孕症。

　　女性不孕症有許多原因，其中一項是荷爾蒙失調，可能導致大量的問題。荷爾蒙失調可能導致排卵障礙、月經週期異常、子宮內膜異位和不孕症。

　　傳統中醫認為，不孕症可能是由於體質差、罹患慢性病、過度勞累、節食和壓力造成的，這些都會耗竭維持胚胎所需的氣血。

　　藉由袪除人體內可能隱含的致病原，拔罐能幫助身體復原、撫慰肝臟以利氣血運行至子宮，並滋養臟腑。

　　節食對人體也扮演關鍵角色。食物是獲得氣血的方式。若吃得不夠或是吃太多低營養價值的垃圾食物，人體就無法製造足夠氣血。吃太多垃圾食物也可能導致體內毒素累積，而傷害臟腑。拔罐有助於提昇消化系統機能，並能袪除體內部分毒素。

　　不孕症是有許多不同的肇因、非常複雜的失調。從婦產科醫師得到對於導致不孕症狀的準確診斷很重要，才能對症下藥。有些因素會比其他的更難處理。在許多案例中，拔罐可能無法治癒不孕症，但可以讓身體變得更健康，進而提高懷孕機率。它也是搭配其他生育處置一起治療的好方法。其他像是針灸和服藥調理的傳統中醫處置，可能比拔罐更有效。

CV4 關元 Origin Pass

取穴位置： 在下腹部前側的中線上，恥骨上方三指寬（或約兩吋）處。

適用時機： 任何類型的不孕症。

施行方式： 施行弱、中至強罐法十到十五分鐘。若體質較虛的患者，使用較弱程度的吸力。若是經痛狀況，則加強負壓力度。

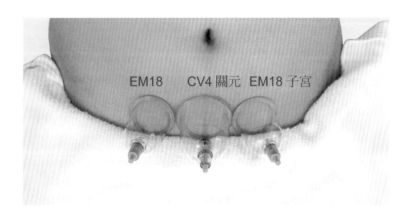

EM18　　CV4 關元　EM18 子宮

EM18 子宮 Child Palace

施行位置： 在關元（CV4）兩側四指寬（或約三吋），下方一拇指寬（或約一吋）處。

適用時機： 任何類型的不孕症。

施行方式： 施行弱、中或強罐法十到十五分鐘。若體質較虛的患者，使用較弱程度的吸力。若是經痛狀況，則加強負壓力度。

SP10 血海　Sea of Blood

取穴位置：從膝蓋骨上方內側的邊角往上約三指寬（或大約兩吋）。

適用時機：任何類型的不孕症。

施行方式：施行弱、中至強罐法十到十五分鐘。若體質較虛的患者，使用較弱程度的吸力。若是經痛狀況，則加強負壓力度。

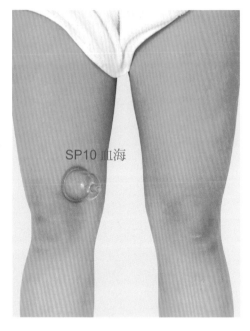

SP10 血海

SP6 三陰交　Three Yin Intersection

取穴位置：脛骨內緣後方，內踝頂端往上四指寬（或約三吋）處。

適用時機：任何類型的不孕症。

施行方式：施行弱、中至強罐法十到十五分鐘。若體質較虛的患者，使用較弱程度的吸力。若是經痛狀況，則加強負壓力度。

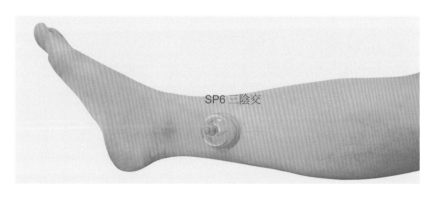

SP6 三陰交

BL18 肝俞　Liver Shu

取穴位置：在第九胸椎（T9）棘突旁開一點五吋處。

適用時機：任何類型的不孕症。

施行方式：施行弱、中至強罐法十到十五分鐘。若體質較虛的患者，使用較弱程度的吸力。若是經痛狀況，則加強負壓力度。

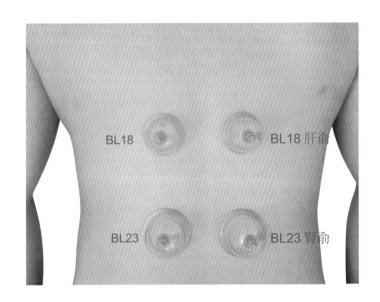

BL18　　　　　BL18 肝俞

BL23　　　　　BL23 腎俞

BL23 腎俞　Kidney Shu

取穴位置：在第二腰椎（L2）棘突旁開一點五吋處。

適用時機：任何類型的不孕症。

施行方式：施行弱、中至強罐法十到十五分鐘。若體質較虛的患者，使用較弱程度的吸力。若是經痛狀況，則加強負壓力度。

更年期症候群 Menopausal Syndrome

　　許多女性在停經前、中、後數月甚至數年裡，都深為更年期或更年期症候群（例如熱潮紅、夜間盜汗、失眠和情緒波動）所苦。拔罐有助於調節身體，面對更年期症狀。

　　根據傳統中醫，腎精（Kidney Essence）是生命的根本。精是受孕時從父母遺傳得來。從出生那一刻起就開始衰弱。精無法補充；只會遞減。腎臟用精來製造另外兩種能量：腎陰和腎陽。根據陰陽理論，女性本質上偏陰，而男性則是陽。所以女性需要更多陰，同時，她們的一生中也會消耗更多陰。在女性月經來潮時，會耗費掉許多陰氣，變得陰虛。這就是更年期症候群的主因。陰虛的症狀包含熱潮紅、夜間盜汗、失眠、皮膚乾燥、口乾舌燥、易怒和易倦，這裡僅略提幾項。拔罐有助於強化腎臟，並幫助退火以緩解熱潮紅和夜間盜汗。

CV4 關元 Origin Pass

取穴位置：在下腹部前側的中線上，恥骨上方三指寬（或約兩吋）處。
適用時機：所有更年期症狀，滋養腎臟和陰。
施行方式：一週兩次，施行弱或中罐法十到十五分鐘。

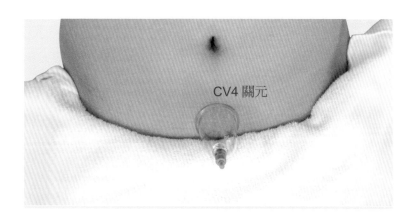

CV4 關元

SP6 三陰交　Three Yin Intersection

取穴位置：脛骨內緣後方，內踝頂端往上四指寬（或約三吋）處。

適用時機：所有更年期症狀，滋養腎臟和陰。

施行方式：一週兩次，施行弱或中罐法十到十五分鐘。

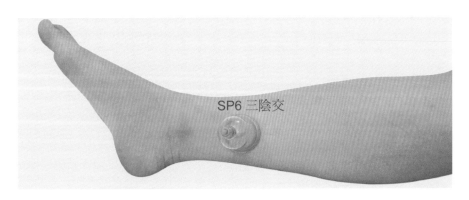

SP6 三陰交

GV14 大椎　Kidney Shu

取穴位置：在第七頸椎（C7）的棘突下方，大約與肩峰（肩膀）位置同高。

適用時機：處置夜間盜汗和熱潮紅。

施行方式：一週兩次，施行中至強罐法十到十五分鐘。在頸部上下來回施行走罐法，以退火，利處置熱潮紅和夜間盜汗。若熱潮紅和夜間盜汗的情況嚴重，則每週一次施行刺絡拔罐法。

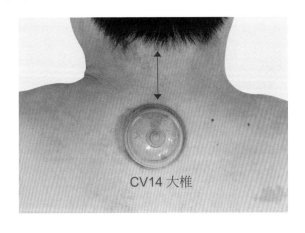

CV14 大椎

BL15 心俞 Heart Shu

取穴位置： 在第五胸椎（T5）棘突旁開一點五吋處。

適用時機： 處置失眠、易怒、脾氣暴躁、情緒不穩定、熱潮紅、夜間盜汗。

施行方式： 一週兩次，施行弱至中罐法十到十五分鐘。在頸部上下來回施行走罐法，以處置熱潮紅、夜間盜汗、易怒、煩躁和情緒不穩定。

BL18 肝俞 Liver Shu

取穴位置： 在第九胸椎（T9）棘突旁開一點五吋處。

適用時機： 處置憂鬱、易怒、情緒不穩、煩躁。

施行方式： 一週兩次，施行弱到中罐法十到十五分鐘。在頸部上下來回施行走罐法，以處置易怒、煩躁和情緒不穩定。

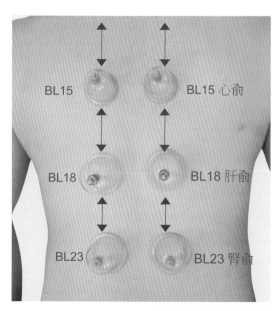

BL23 腎俞 Kidney Shu

取穴位置： 在第二腰椎（L2）棘突旁開一點五吋處。

適用時機： 處置所有更年期症狀，滋養腎臟。

施行方式： 一週兩次，施行弱到中罐法十到十五分鐘。

其他疾病

適用時機	普通感冒 腸胃炎 過敏	氣喘

❶ 普通感冒

普通感冒通常有自限性，會自行痊癒。傳統中醫認為最好的處置方式就是直接把毛孔打開，去除風邪。

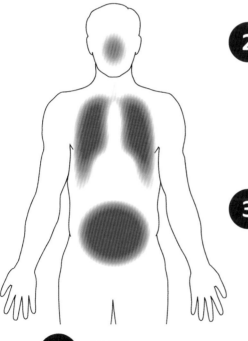

❷ 腸胃炎

腸胃炎會自癒，症狀通常維持幾天時間。拔罐有助維持平衡，讓人體更快復原。

❸ 過敏

過敏類型有很多，如季節性過敏，或與食物攝取有關的過敏。拔罐有助強健肺臟和脾臟，對於避免過敏反應有助益。

❹ 氣喘

氣喘是一種發炎性疾病，會導致氣管腫脹並產生過多黏液，使之變窄並造成呼吸困難。拔罐有助於強化腎臟，並幫助肺氣下行。

普通感冒 Common Cold

　　普通感冒通常無害且有自限性，會自行痊癒。然而若不治療，可能會續發像是耳朵感染、咽喉炎、肺炎或細支氣管炎等感染。

　　根據傳統中醫理論，普通感冒是因為風邪在免疫系統低下時攻擊體表所導致。風邪也可能將其他致病原帶入，像是寒、火、濕或燥。這些病原體會影響感冒的病徵。寒邪會引起畏寒、流鼻涕和強烈的身體疼痛。火邪則會導致喉嚨痛、咳嗽頻頻以及發燒。濕邪讓身體疼痛、充血和大量痰液。燥邪的症狀是喉嚨乾痛與乾咳。

　　如果您的免疫系統暫時變得低下，像是睡眠不足的狀況，請務必穿得更保暖，或是遭遇寒冷天氣的情況中，風邪會侵入您的免疫系統，帶來其他致病原。在傳統中醫裡認為最好的處置方式就是把毛孔打開，去除風邪。拔罐正是箇中翹楚。

處置部位：整個胸部（避開乳頭）。
適用時機：處置所有類型的普通感冒，特別是有以下狀況：咳嗽、胸部充血、鼻充血、喘鳴或呼吸急促。
施行方式：用弱到中等程度的吸力在整個胸膛施行走罐法，以祛除肺部中的致病原。從中央向外、由上往下移動，避免碰觸到乳頭。

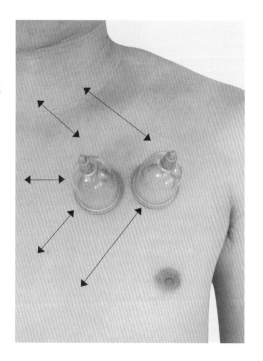

GV14 大椎　Great Hammer

取穴位置：在第七頸椎（C7）的棘突下方，大約與肩峰（肩膀）位置同高。

適用時機：處置任何類型的一般感冒，但特別對喉嚨痛和發燒的幫助很大。

施行方式：一天一次，施行中到強罐法十到十五分鐘，直到感冒康復。沿頸部由上到下施行走罐法，祛除造成發燒和喉嚨痛的火邪。若高燒時，可使用刺絡拔罐法。

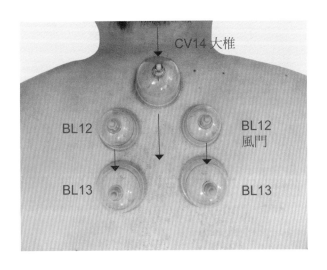

BL12 風門　Wind Gate

取穴位置：在第二胸椎（T2）棘突旁開一點五吋處。

適用時機：處置任何類型的一般感冒。

施行方式：一天一次，每次十到十五分鐘，由上到下沿著背部使用中到強度程度的吸力力道施行走罐法，直到感冒康復。

BL13 肺俞 Lung Shu

取穴位置：在第三胸椎（T3）棘突旁開一點五吋處。

適用時機：處置所有類型的一般感冒。

施行方式：一天一次，每次十到十五分鐘，由上到下沿著背部使用中到強度程度的吸力力道施行走罐法，直到感冒康復。

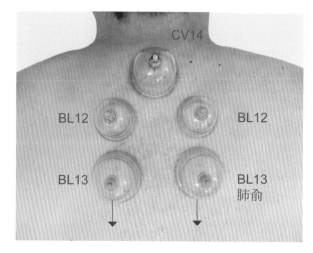

ST36 足三里 Leg Three Miles

取穴位置：在膝蓋骨下方外側的邊角往下四指寬，或是在脛骨外側一拇指寬（或一吋）處。

適用時機：處置持續很久的感冒，或經常感冒的情況。

施行方式：一天一次，施行弱到中罐法十到十五分鐘，直到感冒康復。

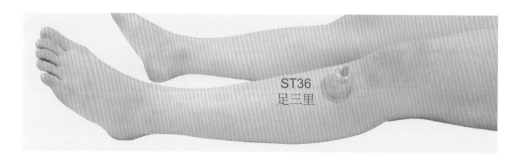

腸胃炎　Stomach Flu

　　在醫學上，沒有針對腸胃型感冒或病毒型腸胃炎的處方。最好的處方是確保身體獲得足夠的休息和水份。

　　腸胃型感冒會自癒，症狀通常維持幾天時間。避開可能被汙染的食物或水、經常洗手以及不接觸有腸胃型感冒的人來預防患上腸胃炎。若不幸患上腸胃炎，有些食物最好不要碰，等身體好轉後再少量嘗試。

　　傳統中醫的理論裡，腸胃型感冒是因為外部病原體，通常是濕邪結合寒邪或是火邪。濕邪是搭著風邪的順風車侵入體內。濕邪最常侵犯脾臟。脾臟忌濕，因為脾臟就是負責從體內排除水性致病原或液體代謝廢物。脾臟也主宰消化系統，而當它被濕邪進犯，就不能正常地控制腸道或排出水性致病原。糞便就會變得非常水，導致腹瀉。當濕邪入侵到胃時，您會覺得腹部很飽脹，就像一下子喝了大量的水。濕邪也會阻礙胃將食物送至小腸。吃下的食物一定得被輸送，但既然無法往下走，就只能回流，造成噁心並嘔吐的狀況。風邪攻擊人體會造成身體疼痛和發燒。拔罐可將風邪和濕邪祛除至體外。也有助於維持脾臟、胃和小腸的平衡，讓人體更快復原。

CV12 中脘 Central Stomach

取穴位置：在人體前側的中線上，胸骨和肚臍的中間點。

適用時機：處置所有類型的腸胃型感冒，特別是有噁心或嘔吐的症狀。

施行方式：施行弱到中罐法十到十五分鐘。逆時針方向施行走罐法，以減緩腸道蠕動和止瀉，或朝下方向走罐以停止噁心和嘔吐的症狀。再加以施行閃罐法，祛除致病原。

CV6 氣海 Sea of Qi

取穴位置：在人體前側的中線上，肚臍下方大約一拇指寬（或約一點五吋）處。

適用時機：在特別有腹瀉狀況時保健身體。

施行方式：使用弱到中罐法十至十五分鐘，逆時針方向施行走罐法以減緩腸道蠕動並止瀉。

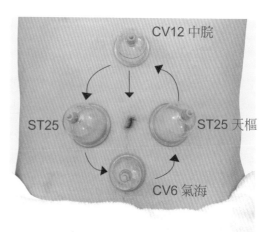

ST25 天樞 Celestial Pivot

取穴位置：在肚臍兩側約三指寬（或大約兩吋）處。

適用時機：幫助止瀉。

施行方式：施行弱到中罐法十至十五分鐘，逆時針方向施行走罐法以減緩腸道蠕動並止瀉。

BL20 脾俞 Spleen Shu

取穴位置：在第十一胸椎（T11）棘突旁開一點五吋處。

適用時機：袪除消化系統裡的病原體，並止吐、止瀉。

施行方式：使用弱到中罐法十至十五分鐘，由下往上施行走罐法以減緩腸道蠕動並止瀉，若要停止噁心感與嘔吐則是由上往下走罐。再加以施行閃罐法，以袪除病原體。

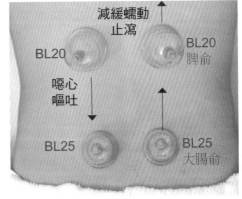

BL25 大腸俞 Large Intestine Shu

取穴位置：在第四腰椎（L4）棘突旁開一點五吋處。

適用時機：處置所有大腸狀況。幫助止瀉。

施行方式：使用弱到中罐法十至十五分鐘，由下往上施行走罐法以減緩腸道蠕動並止瀉。再加以施行閃罐法，以袪除致病原。

ST36 足三里 Leg Three Miles

取穴位置：在膝蓋骨下方外側的邊角往下四指寬（或大約三吋），或是在脛骨外側約一吋處。

適用時機：有助於整體消化系統提昇機能，並止瀉和止吐。

施行方式：施行閃罐法搭配中等程度的吸力十至十五分鐘，以袪除致病原。

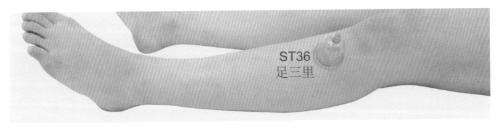

過敏 Allergies

　　過敏的類型有很多，但最常見的是因為灰塵、寵物、藥物、食物和空氣汙染（以下簡稱空汙），還有季節性過敏。那些因為吸入的物質所導致的過敏，像是季節性過敏，通常有類似的呼吸道症狀，比如流鼻水、鼻塞、打噴嚏、哮喘、呼吸急促、咳嗽、頭痛、發熱感、疲勞和起疹子。與食物攝取有關的過敏，比方說食物過敏，大部分有消化的症狀，例如嘴唇、舌頭或喉嚨腫脹；腹部疼痛；噁心、嘔吐或腹瀉；疲勞或起疹子。

　　根據傳統中醫，過敏是因為免疫系統，也就是一般說的衛氣（Wei Qi或Defensive Qi）低下。衛氣由肺部產生和輸送至全身。若肺臟虛弱，就無法製造足夠的衛氣來防禦致病原入侵，而致病原又通常主要由肺部進犯。拔罐是從體內祛除致病原的好方法，能降低過敏反應。肺臟也主宰皮膚，所以有些人可能會起疹子或長蕁麻疹。食物過敏通常是因為主宰消化系統的脾臟機能低下。拔罐有助於強健肺臟和脾臟，對於避免過敏反應有助益。

處置部位：整個胸部（避開乳頭）。

適用時機：處置季節性過敏，特別是有以下狀況：咳嗽、胸部充血、鼻充血、哮喘或呼吸急促。

施行方式：在整個胸膛每兩天施行一次走罐法，用弱到中等程度的吸力，每次一至兩分鐘，以祛除肺部中的過敏原。從中央開始往外、由上往下，避免觸及乳頭。

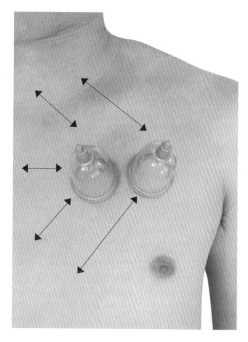

GV14 大椎 Great Hammer

取穴位置：在第七頸椎（C7）的棘突下方，大約與肩峰（肩膀）位置同高。

適用時機：處置所有類型的過敏，特別是季節性過敏。

施行方式：在易過敏的季節裡，為消除發炎反應，每兩天一次，於頸部上下來回用中至強等程度的吸力施行走罐法，十到十五分鐘。使用一分鐘的閃罐法以袪除致病原。

BL12 風門 Wind Gate

取穴位置：在第二胸椎（T2）棘突旁開一點五吋處。

適用時機：處置所有類型的過敏，特別是季節性過敏和肌膚有過敏反應時。

施行方式：在易過敏的季節中，每兩天一次，施行中到強罐法十到十五分鐘。在背部上下來回施行走罐法達一分鐘，以袪除致病原和緩解過敏症狀。

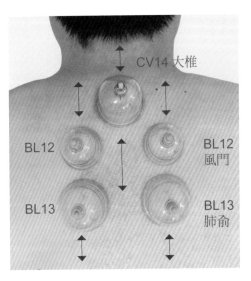

BL13 肺俞 Lung Shu

取穴位置：在第三胸椎（T3）棘突旁開一點五吋處。

適用時機：處置所有類型的過敏，特別是季節性過敏和肌膚有過敏反應時。

施行方式：在易過敏的季節中，每兩天一次，施行中到強罐法十到十五分鐘。在背部上下來回施行走罐法達一分鐘，以袪除致病原和緩解過敏症狀。

BL20 脾俞 Spleen Shu

取穴位置：在第十一胸椎（T11）棘突旁開一點五吋處。

適用時機：處置輕微食物過敏和食物不耐症。

施行方式：在症狀開始後立即使用中至強罐法十到十五分鐘。在背部上下來回施行走罐法達一分鐘，以袪除致病原和緩解過敏症狀。使用一分鐘的閃罐法以袪除病原體。

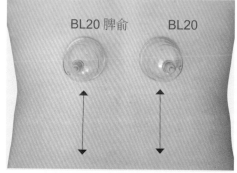

ST36 足三里 Leg Three Miles

取穴位置：在膝蓋骨下方外側的邊角往下四指寬（或大約三吋），或是在脛骨外側一拇指寬（或約一吋）處。

適用時機：有助於強化整體免疫系統。主要在易過敏的季節裡使用，以達預防效果。對於食物過敏也有效，因為此處有助於強化消化系統。

施行方式：在易過敏的季節時或是之前，一週兩到三次，施行弱到中罐法十到十五分鐘。也可以在食物過敏時施行。

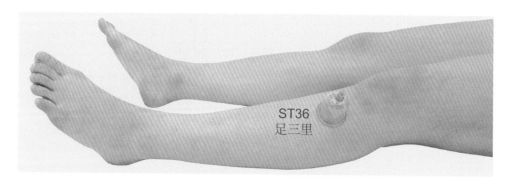

BL40 委中 Bend Middle

取穴位置：膕窩（膝蓋後方凹折處）中央。

適用時機：處置會造成皮膚狀況的過敏，像是蕁麻疹、濕疹或皮膚癢。

施行方式：在皮膚症狀出現後，立即施行弱到中罐法十至十五分鐘。若肌膚狀況很糟糕或嚴重，使用一分鐘的閃罐法或刺絡拔罐法。

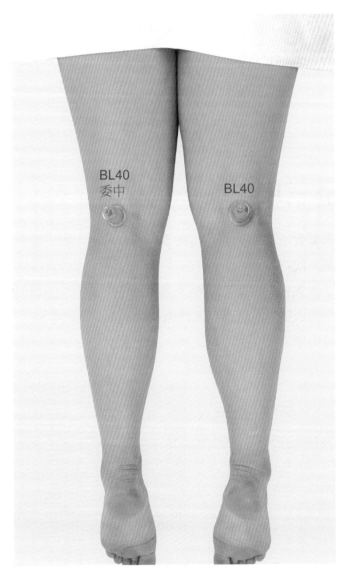

氣喘 Asthma

　　氣喘是一種發炎性疾病，會導致肺中的氣管腫脹並產生過多黏液，使氣管變窄並造成呼吸困難。根據傳統中醫的說法，氣喘是由於肺部無法讓氣或空氣往下走到體內所引起的。氣反而往上走，導致咳嗽、哮喘和呼吸急促。肺部也主管體內津液下行至腎臟，但若氣無法下行，體液也無法。所以水就會在肺部累積，導致黏液堆積。

　　肺臟無法使氣下行有幾個原因。若是因為過敏導致的氣喘，是由於外部病原體侵入肺臟，阻礙氣的下行。除此之外，若沒有適度運動、過度哭泣、過勞、患病、早產或先天病症等情況，肺臟會變虛，或虛到機能無法正常運作，就無法使氣下行，導致氣喘。拔罐有助於祛除外部病原體，強化肺臟，並幫助肺臟運行氣。

　　與飲食相關的氣喘，那就跟因脾虛導致食物無法被消化，讓濕邪和痰液淤積。痰液會跑到肺部，阻礙肺氣下行。拔罐可幫助強化脾臟，祛除一些濕邪和痰液，並使肺氣下行。

　　若是被焦慮或壓力誘發的氣喘，代表肝臟無法在體內正常運氣。拔罐可以使肝臟放鬆，讓氣運行，且下行肺氣。氣喘也可能是因腎虛而起，據稱腎會藉由向下抓住氣，協同肺一起使氣下行。然而若腎虛，就抓不住肺氣，肺氣就會向上飄回，造成氣喘。拔罐有助於強化腎臟，並幫助肺氣下行。

處置部位：胸骨。

適用時機：消除任何類型的氣喘；有咳嗽、胸部充血、哮喘或呼吸急促的情形。

施行方式：每兩天一次，從喉嚨下方開始，沿胸骨向下直至胃部，使用一至兩分鐘的走罐法。

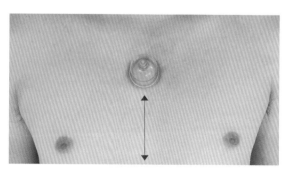

GV14 大椎　Great Hammer

取穴位置：在第七頸椎（C7）的棘突下方，大約與肩峰（肩膀）位置同高。

適用時機：任何類型的氣喘。

施行方式：在氣喘發作期間，每兩天一次，施行中到強罐法十至十五分鐘。從穴位開始到後背中央為止施行走罐法以停止氣喘，而針對過敏引發的氣喘，可使用閃罐法。

BL12 風門　Wind Gate

取穴位置：在第二胸椎（T2）棘突旁開一點五吋處。

適用時機：處置所有類型的氣喘，特別是過敏引發的氣喘。

施行方式：在氣喘發作期間，每兩天一次，施行中到強罐法十至十五分鐘。在背部上下來回施行走罐法達一分鐘，以停止氣喘和祛除病原體或過敏原。

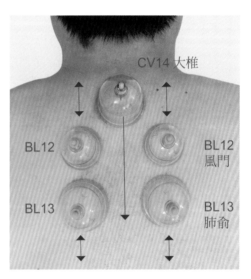

BL13 肺俞　Lung Shu

取穴位置：在第三胸椎（T3）棘突旁開一點五吋處。

適用時機：處置所有類型的氣喘，特別是由過敏引發的。

施行方式：在氣喘發作期間，每兩天一次，施行中到強罐法十至十五分鐘。在背部上下來回施行走罐法達一分鐘，以停止氣喘和祛除致病原或過敏原。

BL20 脾俞 Spleen Shu

取穴位置：在第十一胸椎（T11）棘突旁開一點五吋處。

適用時機：與飲食相關的氣喘。

施行方式：在症狀開始後立即使用中至強罐法十到十五分鐘。在背部上下來回施行走罐法達一分鐘，以停止氣喘和祛除致病原或過敏原。

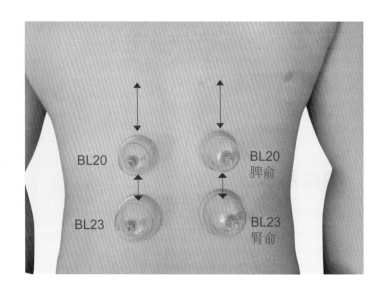

BL23 腎俞 Kidney Shu

取穴位置：在第二腰椎（L2）棘突旁開一點五吋處。

適用時機：處置慢性氣喘。

施行方式：一週兩次，施行弱或中罐法十到十五分鐘，同時也針對肺俞進行拔罐。

皮膚問題

適用
時機

痤瘡
濕疹和乾癬
帶狀皰疹

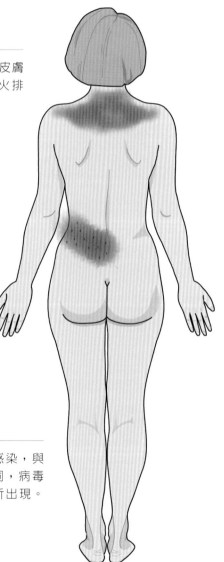

1 痤瘡

痤瘡是疹子、粉刺、泛紅及其他皮膚
發炎症狀。拔罐可幫助體內降火排
濕，以改善痤瘡。

2 濕疹和乾癬

濕疹和乾癬常為人所混
淆。拔罐有助祛除風邪，
並將新鮮血液和養分帶
進患處。

3 帶狀皰疹

帶狀皰疹是由皰疹病毒引起的感染，與
大多數癒後直接消失的感染不同，病毒
會在神經細胞中隱藏數年才重新出現。
拔罐可以幫助清除病原體。

痤瘡（青春痘）Acne

　　根據傳統中醫，痤瘡是因為體內上火和有濕邪。火會顯現出疹子、粉刺、泛紅以及其他皮膚發炎症狀。毒素（在肥皂、洗髮精或化妝品裡的化學物質）可能導致火邪在皮膚中累積。油膩、辛辣、油炸、燒烤或烘焙類的食物，還有像是咖啡、酒精或汽水等飲料也會容易上火。

　　根據傳統中醫理論，我們將荷爾蒙的活性分為陰和陽。陽性荷爾蒙睪固酮、皮質醇或甲狀腺素往往使人更活躍、精力充沛和感覺熱。陰性荷爾蒙則使人更放鬆和較少活動，保存更多體力。陽性荷爾蒙過多將會使體內上火。拔罐有助平衡體內陰陽。

　　細菌在潮濕的環境中會大量繁殖，然而當脾臟無法轉換並輸送體液時，就會發冒出青春痘。濕邪會體現在油性肌膚、水腫、囊腫、粉刺、膿或液體排出物。有可能是因為吃太多油膩或生冷食物、飲食習慣不規律、居住在潮溼的環境中或工作過度勞累所導致。拔罐藉由幫體內降火和排濕，以處理青春痘。

GV14 大椎　Great Hammer

取穴位置：在第七頸椎（C7）的棘突下方，大約與肩峰（肩膀）位置同高。
適用時機：處置所有類型的青春痘，特別是有泛紅或發炎的狀況。
施行方式：若青春痘症狀已維持很長一段時間，請一週兩次，施行中至強罐法十到十五分鐘，若是偶爾才發的青春痘，則每兩天施行一次。在頸部上下來回施行一分鐘的走罐法，以降火和發炎症狀，並使用一分鐘的閃罐法有助退更多火，若症狀較嚴重，再使用刺絡拔罐法。

BL12 風門 Wind Gate

取穴位置：在第二胸椎（T2）棘突旁開一點五吋處。

適用時機：處置所有種類的皮膚狀況，特別是因為天氣或環境影響的情形。

施行方式：若青春痘症狀已維持很長一段時間，請一週兩次，施行中至強罐法十到十五分鐘，若是偶發型的青春痘則每兩天施行一次。在背部上下來回施行走罐法達一分鐘，以祛除病原體和緩解症狀。

BL13 肺俞 Lung Shu

取穴位置：在第三胸椎（T3）棘突旁開一點五吋處。

適用時機：處置所有種類的皮膚狀況，特別是因為天氣或環境影響的情形。

施行方式：若青春痘症狀已維持很長一段時間，請一週兩次，施行中至強罐法十到十五分鐘，若是偶爾才發的青春痘，則每兩天施行一次。在背部上下來回施行走罐法達一分鐘，以祛除病原體和緩解症狀。

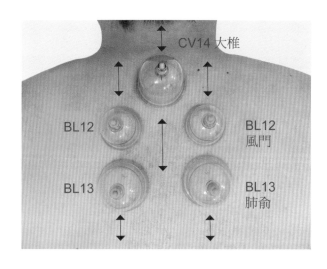

BL17 膈俞 Diaphragm Shu

取穴位置：在第七胸椎（T7）棘突旁開一點五吋處。

適用時機：處置泛紅、發炎或發癢的青春痘。

施行方式：若青春痘症狀已維持很長一段時間，請一週兩次，施行中至強罐法十到十五分鐘，若是偶發型的青春痘則每兩天施行一次。在背部上下來回施行走罐法達一分鐘，以袪除致病原和緩解症狀。

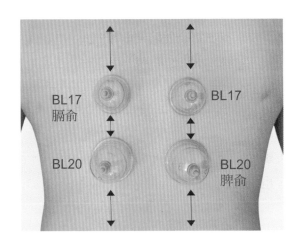

BL20 脾俞 Spleen Shu

取穴位置：在第十一胸椎（T11）棘突旁開一點五吋處。

適用時機：處置因食物引發的，或是有膿的粉刺或青春痘。

施行方式：若青春痘症狀已維持很長一段時間，請一週兩次，施行中至強罐法十到十五分鐘，若是偶發型的青春痘則每兩天施行一次。在背部上下來回施行走罐法達一分鐘，以袪除病原體和緩解症狀。

BL40 委中 Bend Middle

取穴位置：膕窩（膝蓋後方的凹折處）中央。

適用時機：處置泛紅、發炎或發癢的所有皮膚症狀。

施行方式：在皮膚症狀出現後，立即施行弱到中罐法十至十五分鐘。也可以使用一分鐘的閃罐法，如果皮膚狀況很糟或嚴重時，可施行刺絡拔罐法。

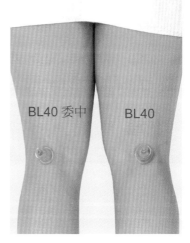

SP10 血海 Sea of Blood

取穴位置：從膝蓋骨上方內側的邊角往上約三指寬（或大約兩吋）。

適用時機：處置泛紅、發炎或發癢的所有皮膚症狀。

施行方式：在皮膚症狀出現後，立即施行弱到中罐法十至十五分鐘。如果膚況很糟或嚴重，也可以使用一分鐘的閃罐法。

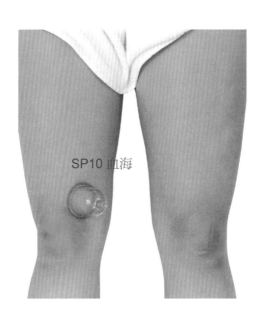

SP9 陰陵泉 Yin Mound Spring

位置：在脛骨內髁正下方和後側的凹陷處。

適用時機：處置因食物引發的，或是有膿的粉刺或青春痘。

施行方式：在皮膚症狀出現後，立即施行弱到中罐法十至十五分鐘。若膚況很糟或嚴重，也可以在腿部上下施行一分鐘的走罐法。

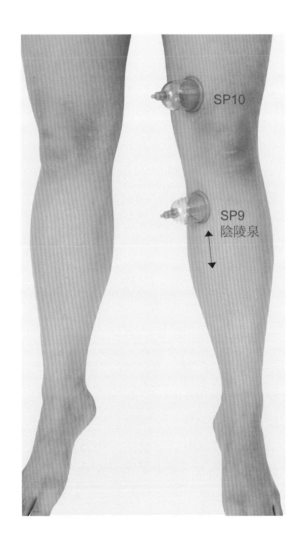

SP10

SP9
陰陵泉

濕疹和乾癬 Eczema and Psoriasis

　　濕疹和乾癬通常會被搞混。它們乍看之下可能很相似，一些不是皮膚科專門的醫生或許無法辨別出差異。濕疹是由於皮膚的超敏反應（hypersensitivity），導致的一種慢性皮膚病。會因為接觸到特定物質而被誘發，像是染劑、纖維或肥皂。可能會引發強烈癢感。一旦搔抓患部，就可能會流血和有體液滲出。乾癬則是一種慢性和復發性的皮膚病，特徵在於皮膚會增厚，看起來像略微浮起的銀白色鱗片。鱗片下面的皮膚通常會發炎和泛紅，較濕疹的狀況更明顯。乾癬的病因不明，但似乎有遺傳傾向性。濕疹和乾癬都無法被治癒，但兩者都可以用藥膏和乳液進行類似的處置。

　　根據傳統中醫的理論，濕疹和乾癬的處置方式很類似，因為它們通常都是因為風邪、濕邪或火邪進犯皮膚而產生。風邪慣於侵犯體表，且會將濕邪一併帶入。一旦搔抓皮膚後有液體滲出，那就是濕邪漏出。風邪也會帶來火邪，讓肌膚泛紅和發炎。濕邪和火邪也有可能從體內發出，大多是因為炸類、油膩或辛辣食物；咖啡、酒精，以及乳製品。若這些毒素無法被祛除，就會困在體內找尋對外的突破口，有時候就會從皮膚以濕疹和乾癬的方式顯現。拔罐有助於從體內拔除風邪、濕邪和火邪。

　　濕疹和乾癬也可能因為血虛導致。當血虛時，就無法運送養分給皮膚，讓皮膚營養不良和乾裂。血虛也會導致風邪更容易進犯未滿的血管，引起發癢。拔罐有助於祛除風邪，將新鮮血液和養分帶進患處。

施行位置：患有濕疹與乾癬的皮膚部位

適用時機：一般的濕疹和乾癬症狀。

施行方式：用七十度酒精消毒患有濕疹或乾癬的部位，並使用刺血針戳刺該區域的丘疹後，以足夠從皮膚吸出血液的輕微負壓施行刺絡拔罐法。在血液吸出後，留罐約一分鐘。再次消毒該部位後包紮。每個患部一週可施行一次。

GV14 大椎 Great Hammer

取穴位置：在第七頸椎（C7）的棘突下方，大約與肩峰（肩膀）位置同高。

適用時機：處置所有類型的濕疹或乾癬，特別是有泛紅或發炎的狀況，或是由過敏引發的情形。

施行方式：若症狀已維持很長一段時間，請一週兩次施行中至強罐法十到十五分鐘，若是病灶才正開始發作，則每兩天施行一次。在頸部上下來回施行一分鐘的走罐法，以退火和發炎症狀。使用一分鐘的閃罐法以清火。若症狀嚴重，則採用刺絡拔罐法。

BL12 風門 Wind Gate

取穴位置：在第二胸椎（T2）棘突旁開一點五吋處。

適用時機：處置所有種類的皮膚狀況，特別是因為過敏、天氣或環境所引發的情形。

施行方式：若症狀已維持很長一段時間，請一週兩次施行中至強罐法十到十五分鐘，若是病灶才正開始發作，則每兩天施行一次。在背部上下來回施行走罐法達一分鐘，以祛除病原體和緩解症狀。

BL13 肺俞 Lung Shu

取穴位置：在第三胸椎（T3）棘突旁開一點五吋處。

適用時機：處置所有種類的皮膚狀況，特別是因為過敏、天氣或環境所引發的情形。

施行方式：若症狀已維持很長一段時間，請一週兩次施行中至強罐法十到十五分鐘，而若是病灶才正開始發作，則每兩天施行一次。在背部上下來回施行走罐法達一分鐘，以祛除致病原和緩解症狀。

BL17 膈俞 Diaphragm Shu

取穴位置：在第七胸椎（T7）棘突旁開一點五吋處。

適用時機：處置泛紅、發炎或發癢的濕疹或乾癬。

施行方式：若症狀已維持很長一段時間，請一週兩次施行中至強罐法十到十五分鐘，而若是病灶才正開始發作，則每兩天施行一次。在背部上下來回施行走罐法達一分鐘，以祛除病原體和緩解症狀。

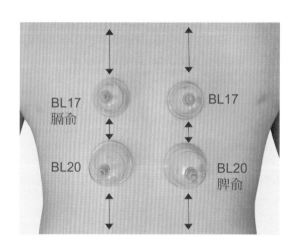

BL20 脾俞 Spleen Shu

取穴位置：在第十一胸椎（T11）棘突旁開一點五吋處。

適用時機：處置因食物引發的濕疹或乾癬。

施行方式：若症狀已維持很長一段時間，請一週兩次施行中至強罐法十到十五分鐘，而若是病灶才正開始發作，則每兩天施行一次。在背部上下來回施行走罐法達一分鐘，以祛除致病原和緩解症狀。

BL40 委中 Bend Middle

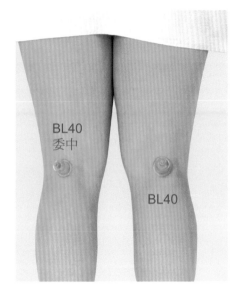

取穴位置：膕窩（膝蓋後方的凹折處）中央。

適用時機：處置泛紅、發炎或發癢的所有皮膚症狀。

施行方式：在皮膚症狀出現後，立即施行弱到中罐法十至十五分鐘。也可以使用一分鐘的閃罐法，而如果膚況很糟或嚴重，可施行刺絡拔罐法。

SP10 血海 Sea of Blood

取穴位置：從膝蓋骨上方內側的邊角往上約三指寬（或大約兩吋）。

適用時機：處置泛紅、發炎或發癢的所有皮膚症狀。

施行方式：在皮膚症狀出現後，立即施行弱到中罐法十至十五分鐘。如果膚況很糟或嚴重，也可以使用一分鐘的閃罐法。

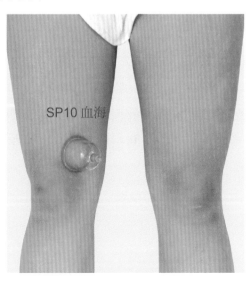

帶狀皰疹 Shingles

英文也稱作herpes zoster，是由於水痘帶狀皰疹病毒引起的感染，和引發水痘的病毒是同一株。但是，與大多數癒後直接消失的感染不同，水痘帶狀皰疹病毒會在神經細胞中隱藏數年甚至數十年才重新出現。當它再度出現時，就被稱作帶狀皰疹。帶狀皰疹的症狀是皮膚會出現疼痛的紅色疹子，呈條狀或帶狀，僅出現在身體的一側。帶狀皰疹的分佈是根據病毒藏身的神經所控制的身體部位，也只有那些地方會長。其他的症狀有發燒、畏寒、疲倦和肌肉無力。帶狀皰疹通常因免疫系統低下而被觸發。通常在數週後會消失，躲回神經細胞中伺機而動。

以傳統中醫的觀點來看，帶狀皰疹也是因為風邪和極度的火邪兩項外部致病源攻擊皮膚所導致。火毒堆積在肌膚，引發疼痛的紅疹。風邪會讓皮膚發癢。傳統中醫裡，治病原也可能潛伏在人體內，多年後才爆發。在帶狀皰疹的情況裡，它通常從肝臟經絡中順勢而出，該經絡流經身體兩側，正是帶狀皰疹常出現之區域。肝臟是木屬性，為熱和火的最佳燃料。拔罐可以幫助清除病原體、緩解發炎症狀，並止痛。

處置位置：患有帶狀皰疹的皮膚部位

適用時機：處置帶狀皰疹。

施行方式：用七十度酒精消毒患有帶狀皰疹的部位，並使用刺血針戳刺該區域的丘疹後，以足夠從皮膚吸出血液的輕微負壓施行刺絡拔罐法。留罐約一分鐘，或留到每個孔洞都有幾滴血被吸出為止。再次消毒該部位後包紮。在帶狀皰疹發作期間，每兩到三天可施行一次。

GV14 大椎　Great Hammer

取穴位置：在第七頸椎（C7）的棘突下方，大約與肩峰（肩膀）位置同高。

適用時機：處置帶狀皰疹。

施行方式：在帶狀皰疹發作期間，每兩天一次，施行中到強罐法十至十五分鐘。在頸部上下來回施行一分鐘的走罐法，以退火和發炎症狀。使用一分鐘的閃罐法以清火。若症狀嚴重，則採用刺絡拔罐法。

BL12 風門　Wind Gate

取穴位置：在第二胸椎（T2）棘突旁開一點五吋處。

適用時機：處置所有種類的皮膚狀況，包含帶狀皰疹。

施行方式：在帶狀皰疹發作期間，每兩天一次，施行中到強罐法十至十五分鐘。可在背部上下來回施行一分鐘的走罐法，以退火和發炎症狀。使用一分鐘的閃罐法以清火。

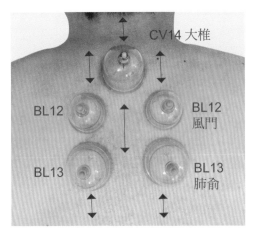

BL13 肺俞　Lung Shu

取穴位置：在第三胸椎（T3）棘突旁開一點五吋處。

適用時機：處置所有種類的皮膚狀況，包含帶狀皰疹。

施行方式：在帶狀皰疹發作期間，每兩天一次，施行中到強罐法十至十五分鐘。在背部上下來回施行一分鐘的走罐法，以退火和發炎症狀。使用一分鐘的閃罐法以清火。

BL40 委中 Bend Middle

取穴位置：膕窩（膝蓋後方的凹折處）中央。

適用時機：處置所有的皮膚病症，包含帶狀皰疹。

施行方式：在帶狀皰疹發作期間，每兩天一次，施行中罐法十至十五分鐘。也可以使用一分鐘的閃罐法，而如果膚況很糟或嚴重，可施行刺絡拔罐法。

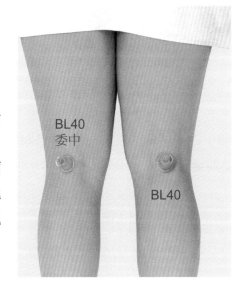

SP10 血海 Sea of Blood

取穴位置：從膝蓋骨上方內側的邊角往內側向上約三指寬（或大約兩吋）。

適用時機：處置所有的皮膚病症，包含帶狀皰疹。

施行方式：在帶狀皰疹發作期間，每兩天一次，施行中罐法十至十五分鐘。如果膚況很糟或嚴重，也可以使用一分鐘的閃罐法。

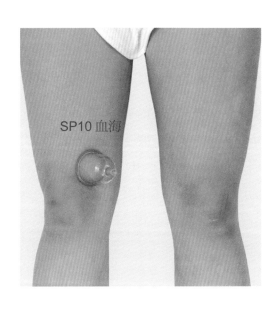

BL17 膈俞 Diaphragm Shu

取穴位置：在第七胸椎（T7）棘突旁開一點五吋處。

適用時機：處置所有種類的皮膚狀況，包含帶狀皰疹。

施行方式：在帶狀皰疹發作期間，每兩天一次，施行中到強罐法十至十五分鐘。在背部上下來回施行一分鐘的走罐法，以退火和發炎症狀。使用一分鐘的閃罐法以清火。

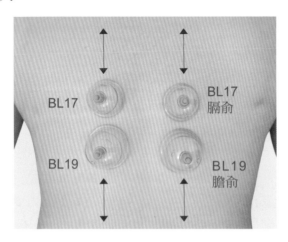

BL19 膽俞 Gallbladder Shu

取穴位置：在第十胸椎（T10）棘突旁開一點五吋處。

適用時機：處置帶狀皰疹。

施行方式：在帶狀皰疹發作期間，每兩天一次，施行中到強罐法十至十五分鐘。在背部上下來回施行一分鐘的走罐法，以退火和發炎症狀。使用一分鐘的閃罐法以清火。

情緒紓解

| 適用時機 | 焦慮和壓力 疲勞 失眠 |

1 焦慮和壓力

焦慮和壓力的類型有很多。情緒與臟腑的關係緊密，無法在體內順暢運行，當它們受到焦慮和壓力影響時，拔罐有助釋放累積的情緒。

2 疲勞

疲勞是無數疾病的表徵，通常是因為氣血或陰陽不足所致。拔罐可使臟腑增進元氣，以製造更多氣血。

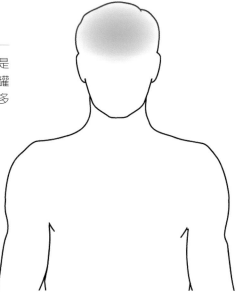

3 失眠

失眠有兩種，原發性失眠與疾病無關，次發性失眠則是因健康狀況所引發。拔罐能清除體內火邪，並安定心神。

焦慮和壓力　Anxiety and stress

　　發生頻率取決於家庭環境、學校或職場環境、關係和人格特質。通常在有壓力的情況結束後，焦慮或壓力也會消散。但是有些人的焦慮會嚴重到在壓力解除後，他們還是覺得不安且無法放鬆。這些人會無法過正常生活，並可能演變成焦慮症。

　　焦慮症有不同類型。恐慌症與焦慮類似，除了它發作地非常劇烈且突然。症狀可能包括心悸、出汗、頭暈、頭痛、噁心、呼吸急促和換氣過度。社交恐懼症是特別在社交互動中感受到焦慮，因為在社交場合裡可能會感受到尷尬或不自在，像是正在被其他人評價。這可能導致心悸、冒汗和精神渙散。一般的焦慮症是對瑣碎的事情或無法控制的事情有過度和不實際或誇大的憂慮。症狀可能包括全身肌肉緊繃、躁動不安、易怒、頭痛、疲倦、噁心、尿頻、失眠、磨牙或食慾不振。

　　根據傳統中醫理論，情緒與臟腑的關係緊密，所以焦慮和壓力不只會導致健康問題，健康問題也反過來會讓人產生焦慮或壓力。心臟和肝臟據信是控制人體各種情緒的兩大臟器。也就是說，情緒，特別是焦慮和壓力，對這兩個臟器的傷害會比對其他器官來的大。肝臟主管體內氣的運行，而心臟則是負責體內血液的輸送。若心跟肝都受焦慮和壓力所苦，則氣和血就無法在體內順暢運行，造成許多狀況，包含肌肉緊繃、頭痛和疲倦。拔罐有助氣和血在體內運行，幫助緩解這些症狀。既然肝和血控制所有的情緒，當它們受到焦慮和壓力影響時，會帶動其他糟糕的情緒，像是沮喪、躁動不安、情緒不穩、易怒和失眠。拔罐能讓人放鬆，並有助於釋放累積的焦慮和情緒。

　　當肝臟感受到壓力，它就無法協助脾臟消化，造成食慾不振、消化不良，有時還會暴飲暴食。與脾臟連結的情緒是多慮，而焦慮也是多慮的一種表現，所以也會弱化脾臟和整體消化系統。拔罐可以強化消化系統和維持肝臟和脾臟的平衡。

　　若您的肝臟、心臟或脾臟因病、缺乏睡眠或過勞而虛弱，這會導致身體

更有可能被焦慮和壓力所困，且無法處理這些情緒。拔罐能強化這些器官，並幫助人體消化這些情緒。

GB20 風池　Wind Pool

取穴位置：在胸鎖乳突肌和斜方肌之間的凹陷處，正好在顱骨的底部。

適用時機：處置因為焦慮和壓力產生的肩頸肌肉緊繃。

施行方式：風池其實是在髮際線裡，所以罐具無法直接施行其上，但可以盡量放得靠近髮際線一點。每週兩次，施行弱或中罐法十到十五分鐘。若緊繃狀況較嚴重，就用較強力的吸力，再用力道弱一點的吸力來紓緩。

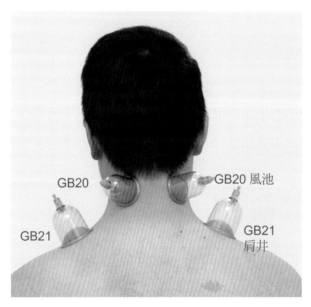

GB21 肩井　Shoulder Well

取穴位置：在肩的最上端、乳頭正上方，或在脊柱到三角肌的中間點。

適用時機：處置因為焦慮和壓力產生的肩頸肌肉緊繃。

施行方式：每週兩次，施行弱或中罐法十到十五分鐘。若緊繃狀況較嚴重，就用較強力的吸力，再用力道弱一點的吸力來紓緩。

BL15 心俞 Heart Shu

取穴位置：在第五胸椎（T5）棘突旁開一點五吋處。

適用時機：處置所有心理症狀，包括焦慮、壓力、失眠、易怒、情緒不穩或煩躁。

施行方式：一週兩次，施行弱到中罐法十到十五分鐘。使用力道較小的吸力來進行溫和、放鬆的處置，並在有肌肉緊繃處稍微加強力道。

BL18 肝俞 Liver Shu

取穴位置：在第九胸椎（T9）棘突旁開一點五吋處。

適用時機：處置所有心理症狀，包括焦慮、壓力、失眠、易怒、情緒不穩、煩躁或憂鬱。

施行方式：一週兩次，施行弱到中罐法十到十五分鐘。使用力道較小的吸力來進行溫和與紓緩的處置。用略微強力的吸力或在背部上下來回施行走罐法來處置整體的肌肉緊繃。

BL20 脾俞 Spleen Shu

取穴位置：在第十一胸椎（T11）棘突旁開一點五吋處。

適用時機：處置多慮和焦慮症狀，特別是影響到消化的症狀，比方說有噁心、嘔吐、消化不良、腹瀉、便秘、脹氣等。

施行方式：一週兩次，施行弱到中罐法十到十五分鐘。使用力道較小的吸力來進行溫和與紓緩的處置。

BL23 腎俞 Kidney Shu

取穴位置：在第二腰椎（L2）棘突旁開一點五吋處。

適用時機：處置因為害怕和恐懼症造成的焦慮或壓力，特別是若有頻尿、疲倦或性功能障礙等症狀。

施行方式：一週兩次，施行弱到中罐法十到十五分鐘。使用力道較小的吸力來進行溫和與紓緩的處置。

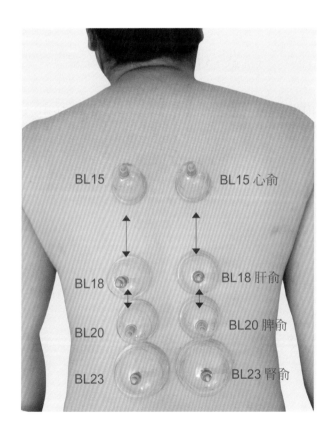

疲勞 Fatigue

疲勞是無數疾病的症狀，可能導致體力、智力和動力喪失；睡意；精疲力盡；注意力不集中；記憶力差；或無法做最簡單的小事。大多數人的疲勞症狀僅會發生在睡眠不足、工作過度或生病時。然而有些人卻深受其擾達數月甚至數年。內分泌疾病（甲狀腺功能低下、腎上腺疲勞）、心血管疾病（貧血、心臟衰竭）、神經肌肉疾病（帕金森氏病、多發性硬化症）、睡眠障礙、精神疾病、疼痛、感染和藥物都會導致疲勞。既然有這麼多原因，就需要得到醫生的適當診斷，確定疲倦的病因為何，尤其是長期性或嚴重的疲倦。

根據中醫的說法，疲倦通常是因為氣、血、陰或陽的不足。拔罐可以使臟腑增進元氣，以利製造更多氣、血、陰或陽。每個器官都與一種情緒有關，而持續浸淫在該種情緒中會耗弱對應的器官。肺臟與悲傷有關、脾臟和多慮連結、肝臟受憤怒影響、腎臟對應恐懼，心臟對應的情緒則是狂喜。拔罐可鎮定或放鬆心緒，也可以強化受損的器官，減輕疲勞。

CV12 中脘 Central Stomach

取穴位置：在人體前側的中線上，胸骨和肚臍的中間點。
適用時機：作為補氣的基礎穴位，滋養身體和促進消化，從食物中獲得更多養分。
施行方式：每週兩次，施行弱到中罐法十到十五分鐘。

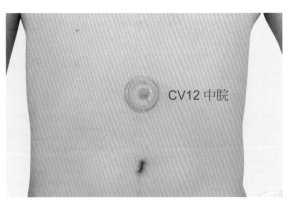

CV12 中脘

CV6 氣海　Sea of Qi

取穴位置：在人體前側的中線上，肚臍下方約一拇指寬（或約一點五吋）處。

適用時機：作為補氣和滋養人體的基礎穴位。

施行方式：每週兩次，施行弱到中罐法十到十五分鐘。

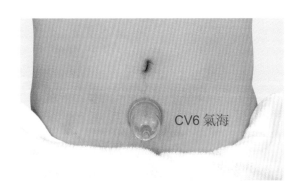

CV6 氣海

BL20 脾俞　Spleen Shu

取穴位置：在第十一胸椎（T11）棘突旁開一點五吋處。

適用時機：作為補氣和滋養人體的基礎穴位。幫助促進消化，從食物中獲得更多養分。

施行方式：一週兩次，施行弱到中罐法十到十五分鐘。

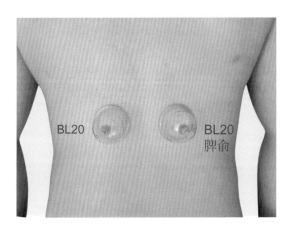

BL20　BL20 脾俞

ST36 足三里 Leg Three Miles

取穴位置：在膝蓋骨下方外側的邊角往下四指寬（或大約三吋），或是在脛骨（tibia或稱shinbone）側邊約一拇指寬（或一吋）處。

適用時機：作為補氣的基礎穴位，滋養身體和促進消化，從食物中獲得更多養分。

施行方式：每週兩次，施行弱到中罐法十到十五分鐘。

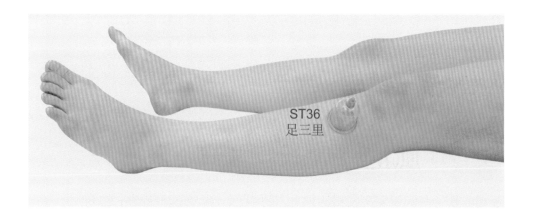

失眠 Insomnia

　　失眠是難以入睡或保持睡眠狀態，在晚上醒來後難以再次睡著，醒來後仍感疲憊或太早起，睡眠品質糟或不斷受做夢打擾。失眠有兩種：原發性和次發性。原發性失眠與其他疾病或狀況皆無關。次發性失眠是因另一種疾病或健康狀況所引發，例如氣喘、憂鬱、疼痛、胃食道逆流、用藥或吸毒。失眠可能是急性或慢性的。

　　以傳統中醫的論點來看，睡眠是由心臟主管。心臟會因為種種原因感到焦慮，造成失眠。若心臟養分不夠，會產生不安。心臟也會被火邪刺激，可能是受到天氣很熱或是待的環境很炎熱所影響。火邪也可能是因為辛辣食物、油膩食物、含咖啡因的飲料和酒精等飲食導致。拔罐有益於將體內的火邪清除並安定心神。心臟也會因為像憤怒、壓力、焦慮和沮喪等情緒而感到不安。拔罐則能讓心緒放鬆。

GB20 風池 Wind Pool

取穴位置：在胸鎖乳突肌和斜方肌之間的凹陷處，正好在顱骨的底部。

適用時機：處置所有類型的失眠，特別是因為壓力造成的。

施行方式：風池其實是在髮際線裡，所以罐具無法直接施行其上，但可以盡量放得靠近髮際線一點。施行弱或中罐法十到十五分鐘。若緊繃狀況較嚴重，就用較強力的吸力，再用力道弱一點的吸力來紓緩。若施行的是較弱的吸力，就可以每天接受拔罐。

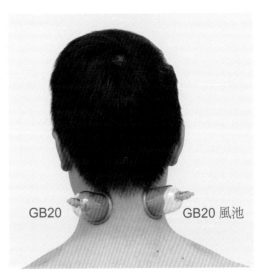

GB20　　　　　GB20 風池

GB21 肩井 Shoulder Well

取穴位置：在肩的最上端、乳頭正上方，或在脊柱到三角肌的中間點。

適用時機：處置因為壓力或肩頸痛造成的失眠。

施行方式：施行弱或中罐法十到十五分鐘。若緊繃狀況較嚴重，就用較強力的吸力，再用力道弱一點的吸力來紓緩。若施行的是較弱的吸力，就可以每天接受拔罐。

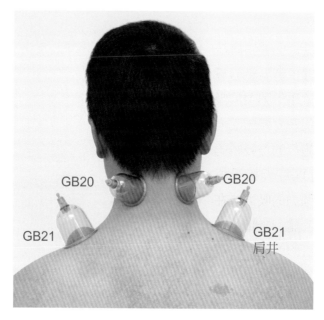

BL15 心俞 Heart Shu

取穴位置：在第五胸椎（T5）棘突旁開一點五吋處。

適用時機：處置所有心理症狀，包括失眠、焦慮、壓力、易怒、情緒不穩或煩躁。

施行方式：施行弱或中罐法十到十五分鐘。若是壓力導致的失眠，就用較強力的吸力，再用力道弱一點的吸力來紓緩。若施行的是較弱的吸力，就可以每天接受拔罐。

BL18 肝俞 Liver Shu

取穴位置：在第九胸椎（T9）棘突旁開一點五吋處。

適用時機：處置所有心理症狀，包括失眠、焦慮、壓力、易怒、情緒不穩、煩躁或憂鬱。對於因情緒產生的失眠特別有效。

施行方式：施行弱或中罐法十到十五分鐘。若是壓力導致的失眠，就用較強力的吸力，再用力道弱一點的吸力來紓緩。若施行的是較弱的吸力，就可以每天接受拔罐。用略微強力的吸力或在背部上下來回施行走罐法來處置整體的肌肉緊繃。

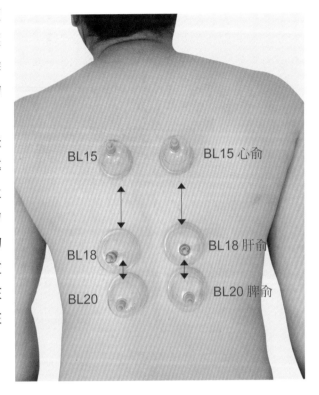

BL20 脾俞 Spleen Shu

取穴位置：在第十一胸椎（T11）棘突旁開一點五吋處。

適用時機：處置因為疲勞造成的失眠。

施行方式：施行弱或中罐法十到十五分鐘。若是壓力導致的失眠，就用較強力的吸力，再用力道弱一點的吸力來紓緩。若施行的是較弱的吸力，就可以每天接受拔罐。

作者簡介

　　肯尼斯·蔡（Kenneth Choi）是在加拿大註冊的針灸師和傳統中醫師。他是安大略省傳統中醫和針灸師學院的成員。

　　肯尼斯畢業於多倫多大學，獲得人類生物學理學學士學位，專門研究基因、遺傳學和生物科技。他接著以其生物科技理學碩士學位從麥基爾大學（McGill University）畢業。他在加拿大多倫多的大多倫多中醫學院接受傳統中醫培訓，並獲得了四年制高等中醫文憑。

　　他已在大多倫多中醫學院、針灸和整合醫學學院裡教授針灸和中藥學長達五年以上。他現任加拿大安大略省多倫多市針灸和整合醫學學院中，針灸和中草藥學計劃的主任。肯尼斯也在安大略省列治文山（Richmond Hill）裡，自己開設的列治文山針灸和自然療法診所中執業，專長為針灸和中藥。

致謝

我要感謝我的父母班尼・蔡和安・蔡（Benny and Anne Choi），他們親身示範了如何做個善良和有同情心的人。感謝您們在我多年的求學生涯中給予協助－－無論是財務、生理或情感方面的支持。沒有您們的支持和引導，我不會成為現在的我。我還要感謝我的姊妹喬安娜・蔡（Joanna Choi），幫助打造今日的我。

我也要感謝大多倫多中醫學院（Toronto School of Traditional Chinese Medicine）的經營者瑪麗・吳（Mary Wu）女士，她是我踏入中醫領域的原因。謝謝您在安大略省和在加拿大為推廣和倡導傳統中醫所付出的努力。感謝您不分日夜地教學和經營學校。感謝您看到我的潛能，並給我機會教授針灸和傳統中醫。

多虧琳達・鄧（Linda Tang）和理查・關（Richard Kwan），我的兩位傳統中醫恩師。您們不僅教育我如何成為好醫生，也以身教展現對中藥的熱衷，以及如何同理患者。

我要感謝針灸和整合醫學學院的院長恩札・伊魯洛（Enza Ierullo），他開發我的潛能，並幫助我在中醫教育領域更上一層樓。我深為您每日孜孜矻矻，為學校無限付出的努力所激勵。

感謝喬瑟琳・蔡（Jocelyn Choi）將我介紹給Ulysses Press，所以我才有這個機會分享經驗，並幫助更多我無法直接接觸到的人。

謝謝威廉・成（William Shin）拍的精彩照片。謝謝丹尼爾・張（Daniel Cheung）和潔西卡・錢（Jessica Chin）擔任這本書中接受拔罐的示範者。

最後，我要感謝我另一半的支持，並在寫書過程中鼓勵我。沒有妳，我無法完成這本書。

我想把這本書獻給我們的神、救世主耶穌基督，我的磐石、我的救贖者。

Note

國家圖書館出版品預行編目資料

拔罐治療完全手冊：徹底消除肌肉與關節疼痛 / 肯尼斯‧蔡（Kenneth Choi）著；陳依亭譯.-- 二版. -- 臺中市：晨星, 2023.11
面；　公分. --（健康百科；43）

譯自：Cupping therapy for muscles and joints.

ISBN 978-626-320-662-5　　　（平裝）

1.CST:拔罐

413.916　　　　　　　　　　　　　　112016625

健康百科 43	# 拔罐治療完全手冊

徹底消除肌肉與關節疼痛

作者　肯尼斯‧蔡（Kenneth Choi）
譯者　陳依亭
主編　莊雅琦
編輯　莊雅琦、張雅棋
網路行銷　黃嘉儀
美術排版　王大可

可至線上填回函！

創辦人　陳銘民
發行所　晨星出版有限公司
　　　　407台中市西屯區工業30路1號1樓
　　　　TEL：04-2359-5820　FAX：04-2355-0581
　　　　E-mail: health119@morningstar.com.tw
　　　　http://www.morningstar.com.tw
　　　　行政院新聞局局版台業字第2500號
法律顧問　陳思成律師
初版　西元2020年02月20日
二版　西元2023年11月01日
讀者服務專線　TEL：02-23672044／04-23595819#212
　　　　FAX：02-23635741／04-23595493
　　　　407台中市西屯區工業30路1號1樓
　　　　TEL：04-23595819　FAX：04-23595493
　　　　E-mail：service@morningstar.com.tw
晨星網路書店　http://www.morningstar.com.tw
郵政劃撥　15060393（知己圖書股份有限公司）
印刷　上好印刷股份有限公司

定價380元
ISBN 978-626-320-662-5

Copyright © 2018 by Kenneth Choi
Published by arrangement with Ulysses Press
through Andrew Nurnberg Associates International Limited
Morning Star Publishing Inc.
All rights reserved.